Graf法婴儿髋关节超声检查

名誉主编　纪建松　王祖飞　涂建飞
主　　编　陈方红　陈志辉　卢陈英

科学出版社

北　京

内 容 简 介

本书主要介绍Graf法婴儿髋关节超声检查，主要内容包括发育性髋关节发育不良简介，婴儿髋关节解剖结构超声识别，Graf法婴儿髋关节超声检查三要素，Graf法婴儿髋关节超声检查分型明细等。本书系统介绍了婴儿髋关节超声检查，文字简练、通俗易懂，病例丰富，图片清晰、精美，图片注释详细，图中标记醒目易辨，可读性强，适合超声医学科医师、骨科医师、小儿外科医师、儿科医师及儿保科医师学习参考。

图书在版编目 (CIP) 数据

Graf法婴儿髋关节超声检查 / 陈方红，陈志辉，卢陈英主编 . —北京：科学出版社，2024.5

ISBN 978-7-03-078521-3

Ⅰ . ① G… Ⅱ . ①陈… ②陈… ③卢… Ⅲ . ①婴幼儿－髋关节－关节疾病－超声波诊断 Ⅳ . ① R726.840.4

中国国家版本馆 CIP 数据核字（2024）第 097810 号

责任编辑：高玉婷 / 责任校对：张　娟
责任印制：师艳茹 / 封面设计：龙　岩

科 学 出 版 社 出版
北京东黄城根北街 16 号
邮政编码：100717
http://www.sciencep.com

三河市春园印刷有限公司印刷
科学出版社发行　各地新华书店经销
*

2024 年 5 月第 一 版　开本：720×1000　1/16
2024 年 5 月第一次印刷　印张：9
字数：150 000

定价：108.00 元
（如有印装质量问题，我社负责调换）

《Graf 法婴儿髋关节超声检查》编者名单

名誉主编 纪建松　王祖飞　涂建飞

主　　编 陈方红　陈志辉　卢陈英

副主编 黄岩花　吴泉州　汤贞彦

编　　者 （按姓氏笔画排序）

王祖飞　王晓红　邓鹏飞　卢伟军　卢陈英

吕松勇　齐信王　汤力宇　汤贞彦　纪建松

杜　斌　吴至芳　吴光星　吴泉州　吴瑞华

张　宇　陈方红　陈志辉　金　森　涂建飞

陶滨余　黄岩花　楼　超　颜建飞

主编简介

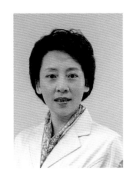

陈方红，现任浙江省医学会超声医学分会委员，浙江省超声医学质量控制中心委员会委员，浙江省胎儿心脏超声诊断技术指导中心专家委员会委员，丽水市医学会超声分会主任委员，丽水市超声质控中心常务副主任。以第一作者或通讯作者发表SCI收录论文及中华系列论文20余篇，其中《彩色多普勒超声在检测胸背动脉中的应用》获丽水市第八届自然科学优秀论文奖二等奖，《超声引导下微创旋切系统在乳腺疾病中的应用》获丽水市第八届自然科学优秀论文奖三等奖。

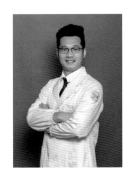

陈志辉，现任温州医科大学附属第五医院、浙江省丽水市中心医院、浙江大学丽水医院超声医学科主任助理兼浅表超声学组组长，曾获"丽水金蓝领""丽水医坛新秀""院年度模范人物""院十大杰出青年"等荣誉称号。现任浙江省医学会超声医学分会青年委员、浅表组委员；浙江省数理医学学会精准超声介入与智能诊断专业委员会青年委员会委员；浙江省抗癌协会肿瘤消融治疗专业委员会委员；浙江省数理医学学会人工智能影像与介入医学专业委员会委员。

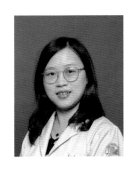

卢陈英，现任浙江省丽水市临床放射质控中心常务副主任、浙江省丽水市医学重点学科（医学影像学）带头人，温州医科大学附属第五医院放射科主任兼核医学科主任。中国研究型医院学会磁共振专业委员会委员、浙江省抗癌协会核医学与分子影像专委会常委、浙江省医院协会放射管理专业委员会委员、浙江省医学会核医学与放射医学防护委员会委员、浙江省医学会放射学分会委员、浙江省医师协会放射医师分会委员等。

序

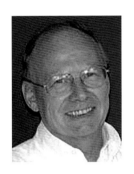

Reinhard Graf

女士们、先生们、同事们：

我们从1978年开始研究是否有可能通过超声诊断先天性髋关节脱位。首个研究结果的初次出版是在1980年……不敢相信，那个圆形的无回声环是股骨头，而不是"脑内囊肿"！

髋关节超声技术是一项逐步发展起来的技术，在世界范围得到了广泛的宣传和推广。许多国家通过进行普遍筛查（奥地利于1991年由政府推行），使患者的治疗时间缩短，手术和股骨头坏死及晚期病例数量急剧下降。并且，引入了专门的髋关节超声检查培训课程，医师只有在学习经过认证的培训课程和获得专门的证书后才能开展检查，这使得髋关节超声检查技术质量得到了提升。因此，有文献（书籍、手册、视频）来支持培训课程是非常重要的。语言通常是理解的桥梁，所以这些文献使用不同的语言文字撰写是很有必要的。

我要感谢温州医科大学附属第五医院、浙江省丽水市中心医院、浙江大学丽水医院的陈方红、陈志辉、卢陈英教授，用中文撰写了这本书，这将有助于早期诊断婴儿髋关节疾病，从而避免危险的发生！

Reinhard Graf博士

前　言

发育性髋关节发育不良（developmental dysplasia of the hip，DDH）是最常见的运动系统先天性疾病。20世纪80年代，奥地利小儿骨科教授Reinhard Graf把超声引入婴儿髋关节检查，使DDH早期诊断的时间窗提前了。超声检查因无辐射、方便快捷、可重复性等优点，无论在三甲医院还是基层医院均被广泛用于DDH早期筛查，为DDH筛查的首选影像学检查方法，其中Graf法婴儿髋关节超声检查被广泛采用。

但在我国，由于Graf法婴儿髋关节超声检查存在操作及测量不规范等问题，易导致误诊、漏诊，给患者及其家庭带来不必要的负担。同时由于操作不规范，导致检查者之间存在争议，甚至有些检查者对Graf法持怀疑态度。究其原因，笔者认为主要是我国髋关节超声检查参考书籍缺乏，以及规范化培训推广不足，检查者对Graf法的理解不够深刻导致的。为了解决这个问题，笔者认为急需出版一本相关的参考书供大家参考。

本书共八章，几乎囊括了髋关节超声检查的全部内容，通俗易懂。同时本书配有大量的超声图片，包括正常病例、异常病例及治疗后随访病例。

本书在审改过程中得到奥地利小儿骨科教授Reinhard Graf的悉心指导，在此表示衷心的感谢。

陈方红　陈志辉　卢陈英

2023年冬　于浙江丽水

目　录

第一章

发育性髋关节发育不良简介

一、疾病概述

发育性髋关节发育不良（developmental dysplasia of the hip，DDH）是小儿最常见的骨关节畸形之一。它是指婴儿出生时就存在或出生后继续发育才表现出来的一系列髋关节异常的总称，包括髋臼发育不良的稳定髋关节、髋关节半脱位、髋关节完全脱位但可以复位、完全脱位且不能复位[1]。DDH之前称先天性髋脱位（congenital dislocation of the hip，CDH），随着人们对此病的进一步认识，有了以下发现：一方面，出生时发现的髋关节发育轻微"异常"可能在出生后几周内逐渐趋于正常；另一方面，出生时"正常"的髋关节也可能逐渐发展为DDH，是一个疾病动态发展的过程，1992年北美骨科年会将CDH更名为DDH，更准确地表明了该病的特点[2]。

DDH早期确诊后，治疗方法简单，治疗效果好，但当DDH持续发展至青春期，可能会导致髋部不适、步态异常、活动受限等，并最终导致髋关节功能退化，从而成为60岁以下进行髋关节置换术最常见的原因之一，给家庭和社会带来沉重的精神和经济负担[3]，因此DDH的早期准确诊断至关重要。超声可以很好地显示婴儿期髋关节及周围软组织解剖结构，且具有无电离辐射、价格适宜、可重复性等优势，因此是目前公认的DDH早期准确诊断的首选影像学方法。

二、流行病学

DDH分布广泛，但具有地域性，统计数据表明非洲人发病率最低，而印第安人、阿拉伯人发病率明显高于其他种族人群[4, 5]。Marks等[6]报道了英国14 050例新生儿出生时的DDH筛查结果，发现847例异常，占筛查总数的6%。张向鑫等[7]报道了苏州市2010～2012年对15 327例出生后3周婴儿进行超声筛查的结果，DDH检出率为2.84%。叶晓颖等[8]报道了广东省博罗县2015～2017年1341例出生后2～6天新生儿的高频超声筛查结果，阳性率为4.45%。底垚宗等[9]报道了天津市2010年94 443例婴儿的筛查结果，检出DDH患儿251例，检出率为2.66‰。

三、危险因素

DDH的确切病因不明，但发病有其内在诱因和外在诱因，内在诱因包括关节韧带松弛[10]、女性[11]、基因缺陷[12]、原发性髋关节发育不良等。外在诱因包括臀位产、第一胎、羊水过少等[13]。其中最重要的危险因素是DDH家族史和臀位产[14]。新生儿及婴幼儿绑腿或强迫伸髋并腿的襁褓方式也易发生DDH。另外，如果存在先天性肌性斜颈或足部畸形，则DDH的风险增加[15]。

四、症状与体征

1.新生儿及3月龄以下的婴儿　最简单和基本的手法是屈髋外展活动。通过屈髋外展可以初步筛查出脱位并可复位（Ortolani试验阳性）和怀疑脱位不可复位（外展受限、Ortolani试验阴性）的患儿，并提示进一步行超声检查。①Ortolani试验（复位试验）：婴儿平卧，检查者的示指和中指置于婴儿大转子外侧，拇指置于大腿内侧，屈髋90°旋转中立位，轻柔地外展髋关节，同时示指和中指推动大转子向上方抬起，如果感受到复位弹响即为阳性。用于证实已经脱位并可复位的髋关节。②Barlow试验（应力-脱位试验）：婴儿平卧，检查者双手置于婴儿双膝，屈髋90°，逐渐内收大腿，与此同时，拇指在大腿内侧施加向后和向外的应力，如果感受到股骨头从髋臼后缘弹出的弹响，并在放松应力下迅速复位，即为阳性，说明髋关节不稳定。用于证实可以脱位的病例，超过10周龄的婴儿很少见。Ortolani试验和Barlow试验应在患儿安静放松时轻柔操作。由于DDH的病理改变程度不同，这两项体格检查不能发现双侧脱位无法复位的病例和髋关节尚稳定的髋臼发育不良病例。

2. 3月龄及以上的婴儿 随脱位程度增加和继发病理改变，阳性体征包括髋关节外展受限、双下肢不等长及臀纹不对称（图1-1）。

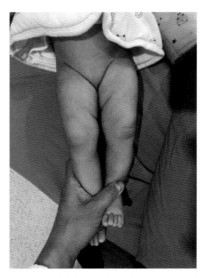

图1-1 左侧脱位髋关节（Graf法Ⅲ型）
女婴，43日龄，第2胎，足月，双下肢不等长、臀纹不对称

3. 已学步行走的幼儿 出现跛行（单侧脱位）或摇摆步态（双侧脱位），可有腰前凸增加（双侧脱位）、Trendelenburg征（单腿直立试验）阳性等表现。

五、影像学检查

1.超声检查　股骨头的骨化核一般最早出现于4月龄的婴儿，因此在婴儿出生后的前4个月，超声检查是评估婴儿DDH的首选成像方式。最近对北美小儿骨科学会和欧洲小儿骨科学会成员的一项调查研究显示，89%的北美小儿骨科学会成员和93%的欧洲小儿骨科学会成员更倾向于对＜6月龄的患儿行超声检查。早期髋关节超声筛查可以有效降低患儿DDH的手术发生率，但是准确且有效的超声筛查对超声医师要求较高。髋关节超声检查有多种方法，其中包括静态超声法，如Graf法、Morin法、Harcke动态超声法等。关于DDH的超声筛查，目前在临床上广泛使用的仍是Graf法，根据α角和β角的大小进行分型。

2. X线检查　也是一种重要检查方法，髋关节摄片主要通过观察股骨头与髋臼的关系而确定髋关节发育程度。关于DDH的X线片分型，早期多采用Tonnis分级。而近期有学者研究认为，Tonnis分级具有许多局限性：①几乎没有患儿符合Tonnis 1级；②Tonnis分级依赖于骨化核的存在，而在骨化核尚未出现的年龄段则必须依靠假设；③骨性标志，如髋臼缘在某些情况下难以辨认；④Tonnis 2～4级的差别取决于骨化核的位置，有时各分型间仅相差数毫米，无法明确区分。

3. MRI检查　是一种很有效的检查方法，目前临床上多用于髋关节复位石膏固定术后的评估，有助于多平面确认同心复位的情况。软组织的良好图像对比度可以识别同心复位的障碍，静脉注射造影剂可以显示出骨骺血流的变化，并有助于识别出处于早期缺血风险的患者。Fukuda等首先开发和使用超快MRI来诊断DDH的方法，通过采用平衡的稳态自由进动序列，并使用专用沙袋固定患者，以实现超快速采集图像。在完成超快MRI研究后，所有婴儿都在镇静下行常规MRI扫描，结果显示该超快MRI较常规MRI可以更快地评估股骨头的位置，且摄片效果与常规MRI无任何差异。在评估DDH时，使用MRI和CT作为成像方式的诊断可靠性都很高。虽然CT图像的清晰度较高，但这种成像方法存在明显的辐射暴露风险，因此MRI应该取代CT成为诊断DDH的主要成像方式。

六、超声检查适应证

美国超声医学协会（the American Institute of Ultrasound in Medicine，AIUM）2013年发表的《美国超声医学协会发育性髋关节发育不良超声检查实践指南（2013版）》[16]强调，以下6条为应用超声检查婴儿髋关节的适应证，但不限于此：①体格检查或影像学检查髋关节有异常或可疑发现；②有DDH家族史或遗传史；③臀先露；④羊水过少或其他胎产式因素；⑤神经肌肉病变（如先天性肌肉斜颈和先天性足部畸形等）；⑥监测应用Pavlik支具或其他固定装置治疗的DDH患者。DDH的重要高危因素是女婴且伸腿臀先露，另一重要高危因素是家族史，即婴儿父母一方和（或）兄弟姐妹患有DDH。此类婴幼儿应该在出生后4～6周接受超声检查。此外，DDH危险因素还包括巨大儿、胎儿过度成熟、婴儿襁褓使用不当、羊水过少和其他引起体位性变形的宫内因素。

七、超声检查禁忌证

超声检查婴幼儿髋关节没有绝对禁忌证，但当股骨头内骨化核较大遮挡髂骨下肢时，超声检查的可靠性降低，此时不能进行超声检查，需进一步进行X线检查。另外，《美国超声医学协会发育性髋关节发育不良超声检查实践指南（2013版）》指出，由于髋关节存在生理性松弛，髋关节超声不建议应用于3周龄以下新生儿，除非临床表明存在髋关节脱位或明显不稳定，但欧洲一些国家（如奥地利）提倡出生后即进行常规髋关节超声检查。

参 考 文 献

［1］Aronsson DD, Goldberg MJ, Kling TF, et al. Developmental dysplasia of the hip ［J］. Pediatrics, 1994, 94（2）: 201-208.

［2］Surgery Advisory Statement. American Academy of Orthopaedic Surgeons. CDH should be DDH ［M］. Park Ridge: AAOS, 1992.

［3］Engesaeter IØ, Lie SA, Lehmann TG, et al. Neonatal hip instability and risk of total hip replacement in young adulthood: follow-up of 2218596 newborns from the Medical Birth Registry of Norway in the Norwegian Arthroplasty Register ［J］. Acta Orthop, 2008, 79（3）: 321-326.

［4］Kremli MK, Alshahid AH, Khoshhal KI, et al. The pattern of developmental dysplasia of the hip ［J］. Saudi Med J, 2003, 24（10）: 1118-1120.

［5］Schwend RM, Pratt WB, Fultz J. Untreated acetabular dysplasia of the hip in the Navajo. A 34 year case series followup ［J］. Clin Orthop Relat Res, 1999（364）: 108-116.

［6］Marks DS, Clegg J, Al-Chalabi AN. Routine ultrasound screening for neonatal hip instability. Can it abolish late-presenting congenital dislocation of the hip? ［J］. Bone Joint Surg Br, 1994, 76（4）: 534-538.

［7］张向鑫, 陆艳红, 陈广祥, 等. 15327例新生儿髋关节超声筛查结果报告 ［J］. 实用临床医药杂志, 2015, 19（24）: 167-169.

［8］叶晓颖, 巫伟芳, 吴开锋. 新生儿发育性髋脱位的超声筛查结果分析 ［J］. 内蒙古医学杂志, 2018, 50（6）: 712-713.

［9］底垚宗, 杨建平, 王雯雯, 等. 天津市发育性髋关节异常的早期筛查 ［J］. 中华骨科杂志, 2011, 31（5）: 463-468.

［10］Wynne-Davies R. Acetabular dysplasia and familial joint laxity: two etiological factors in congenital dislocation of the hip. A review of 589 patients and their families ［J］. J Bone Joint Surg Br, 1970, 52（4）: 704-716.

［11］Dunn PM. Perinatal observations on the etiology of congenital dislocation of the hip ［J］. Clin Orthop Relat Res, 1976（119）: 11-22.

［12］Coleman SS. Congenital dysplasia of the hip in the Navajo infant ［J］. Clin Orthop Relat Res, 1968（56）: 179-193.

［13］Omeroğlu H, Koparal S. The role of clinical examination and risk factors in the diagnosis of developmental dysplasia of the hip: a prospective study in 188 referred young infants ［J］. Arch Orthop Trauma Surg, 2001, 121（1/2）: 7-11.

［14］Chan A, McCaul K A, Cundy P J, et al. Perinatal risk factors for developmental dysplasia of the hip ［J］. Arch Dis Child Fetal Neonatal Ed, 1997, 76（2）: 94-100.

［15］Hummer C D, MacEwen G D. The coexistence of torticollis and congenital dysplasia of the hip ［J］. J Bone Joint Surg Am, 1972, 54（6）: 1255-1256.

［16］American Institute of Ultrasound in Medicine. AIUM practice guideline for the performance of an ultrasound examination for detection and assessment of developmental dysplasia of the hip ［J］. J Ultrasound Med, 2013, 32（7）: 1307-1317.

第二章

婴儿髋关节解剖结构超声识别

婴儿髋关节解剖不同于成人，由于婴儿髋关节软骨未骨化，高频超声可清晰显示髋关节内部结构，因此把超声引入婴儿髋关节检查可减少婴儿放射性损伤。本章重点介绍婴儿髋关节各解剖结构及在超声上的表现，部分名称为髋关节超声专用术语。

一、骨软骨交界

婴儿出生时股骨上端及股骨头均未出现骨化，未骨化部分为透明软骨，股骨透明软骨包括股骨头（femoral head）、股骨大转子（greater trochanter）、股骨颈近段（proximal part of the femoral neck），超声波可以穿透透明软骨，显示其内部回声。股骨的骨性部分与透明软骨之间的分界线即为骨软骨交界（chondro-osseous junction），超声波在交界处的骨表面形成全反射，因此骨软骨交界在超声上显示为一条强回声弧形线（图2-1），其形态会随着年龄的增长而改变，有3种基本形态（图2-2），即曲线形、栅栏形、倒"V"形。为获得一个标准的髋关节超声图像，骨软骨交界必须要清晰显示，这是识别股骨颈结构的重要标志，骨软骨交界不仅是一个解剖结构标志，还可以辅助判断检查者所执探头是否发生倾斜。

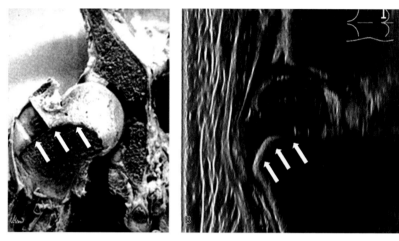

图2-1 骨软骨交界

A.婴儿髋关节解剖图，可见骨软骨交界（白箭头）；B.超声所示骨软骨交界，呈强回声（白箭头）

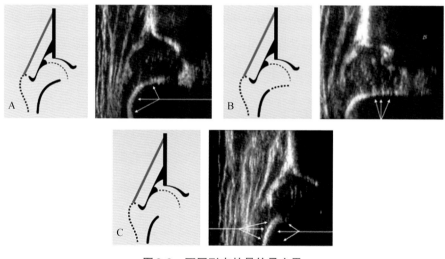

图2-2 不同形态的骨软骨交界

A.曲线形；B.栅栏形；C.倒"V"形（白箭头）

二、股骨头及股骨头骨化核

婴儿股骨头（femoral head）在超声上显示为不均匀低回声，股骨头中心部分可见点状强回声，其为血窦（图2-3），股骨头周围无点状强回声。股骨头形态呈坚果形或橄榄形，并非圆形，因此Graf教授认为用股骨头覆盖率来评估髋关节的发育情况是错误的。

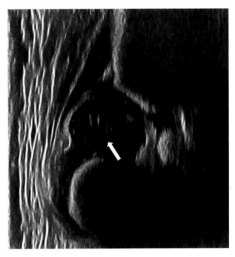

图2-3　股骨头

灰阶超声呈不均匀低回声，内部血窦呈点状强回声（白箭头所示）

对于年龄较大的婴儿，在股骨头内部超声可显示一新月形强回声，其为股骨头骨化核（femoral head nucleus）（图2-4）。超声显示骨化核一般在3月龄以上婴儿中出现，但部分婴儿骨化核出现时间较早，在出生时超声就可清晰显示。超声显示骨化核时间窗早于X线，一般较X线早6～8周。

股骨头骨化核不一定位于股骨头中心，其形态不是圆形，而是椭圆形。超声波在其外侧缘表面形成全反射，因此仅能显示其外侧缘，不能显示其全

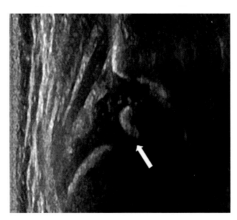

图2-4 股骨头骨化核

灰阶超声呈新月形强回声（白箭头所示）

貌，因此超声不能像X线那样通过骨化核位置去判断股骨头与髋臼之间的关系。当股骨头内出现较大骨化核时，较大骨化核会阻挡超声波的继续传播，从而导致其后方髂骨下肢无法显示，此时超声不能用于髋关节评估（除非是脱位髋关节）。股骨头骨化核大小为髋关节超声检查的一个影响因素，因此髋关节超声检查受患儿年龄制约。

多数情况下，股骨头与髋臼软骨紧密接触，关节间隙非常狭窄，无法在超声下显示，但在某些情况下，股骨头与髋臼软骨之间可见多发点状可移动强回声（图2-5），其为髋关节腔内强回声气泡，由负压抽吸现象所致，切勿认为是病变。强回声气泡位于关节腔内，为股骨头与髋臼软骨分界线，可以协助我们分辨两者结构。

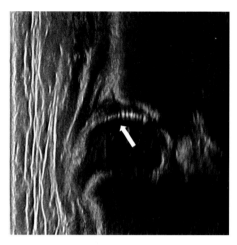

图2-5　髋关节腔内强回声气泡

股骨头表面多发点状游动强回声，由负压抽吸现象所致（白箭头所示），可协助显示股骨头软骨与髋臼软骨

三、滑膜皱襞

股骨颈外侧被关节囊包裹，关节囊与股骨大转子的软骨膜相延续，关节囊在股骨大转子软骨膜表面折返并移行至软骨膜处为滑膜皱襞（synovial fold），此处声阻抗差较大，超声显示为高回声（图2-6），切勿认为是髋臼盂唇。

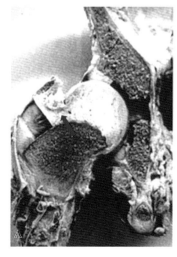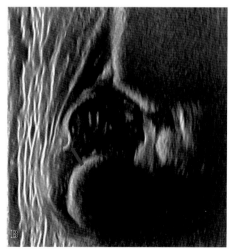

图2-6　滑膜皱襞

A.婴儿髋关节解剖图，可见滑膜皱襞（红箭头）；B.超声所示滑膜皱襞，呈高回声（红箭头）

四、关节囊

关节囊（articular capsule）的壁共有2层：外层为纤维层；内层为滑膜层。超声无法分辨纤维层与滑膜层，婴儿髋关节关节囊在超声上显示为高回声（图2-7）。纤维层实际上是一个连结骨的骨膜向另一骨的骨膜的移行。纤维层厚而坚韧，由致密结缔组织构成，含有丰富的血管和神经。滑膜层薄而柔润，由疏松结缔组织构成，衬在纤维层内面，周缘附着在关节软骨的边缘。它朝向关节腔的内面，上盖有一层内皮细胞。滑膜向关节腔分泌滑液，滑液是稍黏稠而透明的液体，可减少关节中相连骨的摩擦，是一种滑润剂。

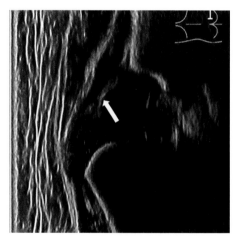

图2-7　髋关节关节囊
关节囊位于股骨头的外侧，呈高回声（白箭头）

五、髋臼盂唇

髋臼盂唇（acetabular labrum）为纤维软骨，位于关节囊内侧，超声上显示为三角形高回声（图2-8）。关节囊与盂唇之间关系紧密，它们之间有一个很小的隐窝，超声上显示为关节囊与盂唇之间呈线状低回声。髋臼盂唇基底部附着于髋臼透明软骨上。

髋臼盂唇在超声上有时难以分辨，如在Ⅲ、Ⅳ型髋关节上，因为盂唇受脱位股骨头压迫导致形态及回声发生改变，很难与透明软骨顶相区分。当盂唇难以确定时，可以通过以下方法来确定盂唇：①盂唇总是位于关节囊内侧，位于透明软骨的外侧；②盂唇总是与股骨头相邻；③盂唇总是位于软骨膜的远侧；④盂唇位于关节囊开始从股骨头表面分开的地方。

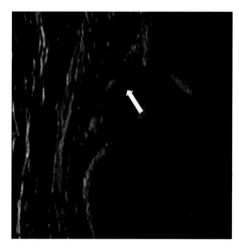

图2-8　髋臼盂唇

紧贴关节囊内侧可见髋臼盂唇，呈高回声（白箭头）

六、髋臼

髋臼（acetabulum）包括骨性髋臼和软骨性髋臼（见图3-4），骨性髋臼为髋臼的骨性部分，超声上显示为高回声。软骨性髋臼为髋臼的软骨部分，包括透明软骨和由纤维软骨组成的髋臼盂唇。透明软骨在超声上显示为低－无回声，而纤维软骨显示为高回声。

七、髂骨下肢

髂骨下肢（lower limb of the ilium）的长短与婴儿年龄相关，一般在1～3mm，解剖学上髂骨下肢为骨性髋臼的中心位置。Graf法超声检查时髂骨下肢是一个非常重要的解剖标记，超声标准切面上应该清晰显示髂骨下肢，当髋关节脱位时，髂骨下肢不一定在超声图像上显示。髂骨下肢的下方为髋臼"Y"形透明软骨。检查时需要通过微调（前后移动）探头来确定髂骨下肢位置，即骨性髋臼最下方的点，超声上显示为高回声（图2-9）。

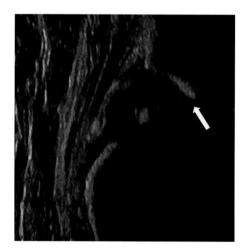

图2-9　髂骨下肢
髂骨下肢为骨性髋臼最下方的点，呈高回声（白箭头所示）

八、髂骨平原

髂骨平原（plane）是髋关节超声术语，其定义为骨性髋臼中部平面。Graf法超声检查时髂骨平原是一个非常重要的解剖标记，显示髂骨平原，说明超声束通过髋臼的中部平面，也就是标准切面要求的平面，超声显示为条状高回声，平行于高频超声探头的长轴（图2-10）。

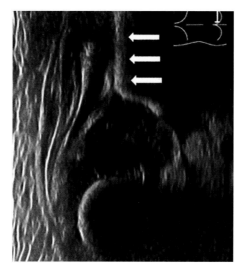

图2-10　髂骨平原

髂骨平原呈条状高回声（白箭头所示）

九、骨缘

骨缘（bony rim）是髋关节超声术语，其定义为骨性髋臼凹面的最外侧部分，即骨性髋臼的凹面向凸面转折的点（它是一个点）（图2-11），通常情况下，在凹面向凸面转折点的内侧（即骨缘的内侧）可见一声影，为声波在凸面全反射所致。

十、骨缘区

骨缘区（bony rim region）是髋关节超声术语，其定义为骨缘周围的区域，即髂骨向骨顶移行区域（图2-11），骨缘区形态随髋关节的不同类型而不同，分别是锐利、钝、圆、平坦（图2-12）。

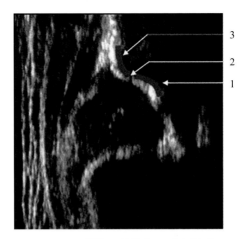

图2-11 骨缘、骨缘区、髋臼骨顶

骨缘（2所示）：由骨性髋臼凹面（1所示）向凸面（3所示）转折的点，可见声影；骨缘区：指骨缘周围区域（3所示红色部分）；髋臼骨顶：由骨缘到髂骨下肢区域（1所示红色部分）

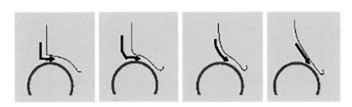

图2-12 骨缘区模式图

从左到右依次为锐利、钝、圆、平坦

十一、髋臼骨顶

髋臼骨顶（bony roof）是髋关节超声术语，其定义为骨性髋臼的凹面部分，即骨缘至髂骨下肢区域（图2-11）。Graf法髋臼骨顶随髋关节不同类型而定义为不同形态，分别是良好、足够/不足、差（图2-13）。

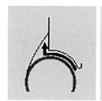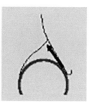

图2-13　髋臼骨顶模式图

从左到右依次为良好、足够/不足、差

十二、髋臼软骨顶

髋臼软骨顶（cartilage roof）是髋关节超声术语，其定义为髋臼盂唇与髋臼骨顶之间的软骨区域，即包绕股骨头上方的髋臼软骨（图2-14），其中透明软骨部分称为透明软骨顶。

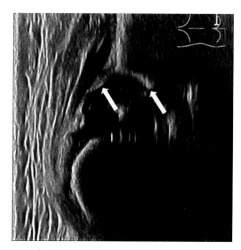

图2-14　髋臼软骨顶

从盂唇至髋臼骨顶的软骨区域（两个白色箭头之间的髋臼软骨区域）

十三、软骨膜

软骨膜（perichondrium）是透明软骨顶的外侧边界，近端与髂骨骨膜汇合，远端与关节囊合并。软骨膜近端较厚，超声上显示为高回声，称为"近端软骨膜"。软骨膜远端较薄，回声很少或几乎没有，因此称为"软骨膜间隙"。

近端软骨膜（proximal perichondrium）是髋关节超声术语，由3个解剖结构组成：覆盖透明软骨顶软骨膜、关节囊内脂肪、股直肌肌腱反折头，可以用高分辨率超声看到其精细解剖结构，当分辨率较低时只能看到一个高回声结构（图2-15）。

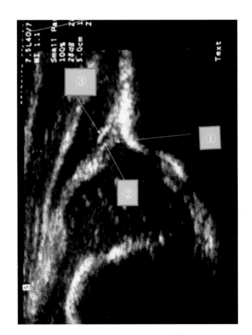

图2-15 近端软骨膜

由3个解剖结构组成，分别是：①覆盖透明软骨顶软骨膜（高回声）；②关节囊内脂肪（低-无回声）；③股直肌肌腱反折头（高回声）

　　有时候在盂唇和近端软骨膜之间可见到低-无回声区域，其为软骨膜间隙（perichondrial gap），解剖上为软骨膜的一部分（图2-16）。

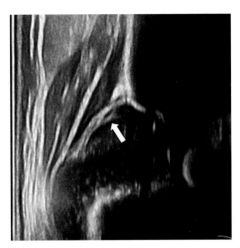

图2-16　软骨膜间隙

软骨膜间隙位于盂唇和近端软骨膜之间，呈低-无回声（白箭头所示）

第三章

Graf法婴儿髋关节超声检查三要素

Reinhard Graf为奥地利小儿骨科教授（图3-1），20世纪80年代开始将超声引入髋关节检查，经过40多年反复改进，形成一套检查技巧、评价标准及处理方法。Reinhard Graf开创了发育性髋关节发育不良超声检查的静态方法，具有可重复性、规范化、标准化及参考指标客观等优点，在全世界被广泛采用。超声的应用使发育性髋关节发育不良疾病的检查时间窗提前，可以在更早期发现此病，从而进行更早期干预，使患者恢复健康，且不留后遗症。

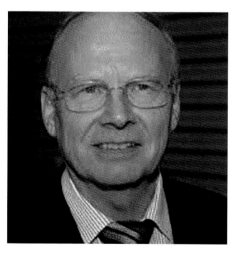

图3-1　Reinhard Graf（奥地利小儿骨科教授）

根据髋关节超声可靠性要求，同一种方法由不同操作医师操作均可获得重复性的图像，因此要求髋关节超声检查的规范化，使其图像及测量更加准确。Graf法由奥地利小儿骨科教授发明，是标准化和可重复性的方法，根据婴儿的年龄、髋臼骨顶及软骨顶的成熟度对婴儿髋关节进行分类，已在全世界广泛应用，被不同国家的卫生系统接受。奥地利、瑞士和德国引入了对所有新生儿的Graf法超声普查后，切开复位、髋臼成形术和股骨头坏死的发生率明显降低[1]。德国有专门的质量委员会根据一种特殊的系统控制超声图像的质量，以保持髋关节超声图像的质量，避免错误诊断[2]。但是在我国由于对Graf法检查技术不够了解，没有严格的质控要求，导致检查不够规范，准确率低，出现很多假阳性，引起部分人对该技术持怀疑态度。但Graf本人认为该技术准确性及可重复性好，只要严格按照要求去检查，就没有问题[3]。2013年，Graf更新了最新的检查质控要求和操作诀窍及技巧，同时归纳了常见错误原因[4]。首先，相关医师必须经过专业培训才可以进行婴幼儿髋关节超声检查。其次，获得髋关节标准图像必须经过严格的操作步骤，正确应用测量结果进行分型，避免因操作不当导致的误诊漏诊以致过度治疗或治疗不足，保证髋关节超声检查的准确性和可重复性。本章重点介绍Graf法婴幼儿髋关节超声检查三要素，它们分别是操作、测量、分型。

一、操作

1.仪器及设备要求

（1）Graf法检查需要有特殊的检查装置（图3-2），该检查装置包含两个部分，分别是婴儿位置固定装置及探头引导系统。婴儿位置固定装置能够保持婴儿标准侧卧位，探头引导系统能够保持探头不倾斜从而使检查过程中声束能够始终垂直婴儿矢状切面。探头倾斜会出现一系列问题，使正常髋关节出现异常表现，导致过度诊断或假阳性病例等。然而在探头倾斜状态下，异常髋关节不能显示为正常髋关节。因此，检查装置能够帮助检查医师快速获得标准切面。

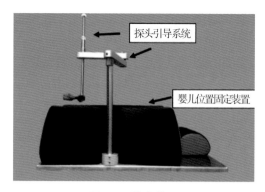

图3-2 检查装置

检查装置包括婴儿位置固定装置及探头引导系统

（2）选用高频线阵探头，频率为5～7.5MHz，获得的髋关节图像为矩形图像而非梯形图像。不能使用扇形探头，因为扇形探头会因声束在传播过程中的折射和衍射现象导致髋关节内部解剖结构变形，使图像失真从而造成错误诊断。

2.检查前准备

（1）婴儿哭闹会影响检查，因此建议检查过程中让婴儿保持安静（入睡或者喂饱后检查效率更高，当婴儿不入睡时，可用安抚奶嘴或者家长适当安抚）。

（2）检查室应该安静、温度适宜，检查时婴儿上衣留1～2件，裤子脱光仅留尿不湿，以免检查过程中婴儿排泄导致检查者不适。

3.检查过程

（1）检查步骤：超声检查务必在婴儿变得不耐烦、开始哭闹之前完成，即在婴儿安静状态下完成。婴儿取标准侧卧位，侧卧于婴儿位置固定装置后，双下肢自然屈曲，轻度内旋（图3-3）。撕开检查侧尿不湿，检查者手指并拢轻轻放于髋关节周围，触碰到的最高点即为股骨大转子，找到股骨大转子后涂少量温耦合剂于大转子上。探头固定于探头引导系统后放置于大转子上，双手握在探头的最下缘进行微调，缓慢前后移动探头寻找髂骨下肢（髂骨下肢为骨性髋臼最下面，最亮的部分，需要通过缓慢来回移动探头来确认），确定好髂骨下肢后，以其为中点旋转一侧探头，找到髂骨平原。髂骨下肢和髂骨平原确定后，髋关节其他解剖结构均能够显示（脱位髋关节除外）。

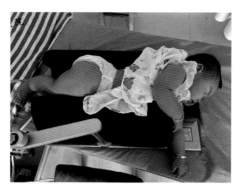

图3-3　检查体位

（2）确定图像可采用（即检查清单1）：确定图像是否可采用，可进行图像解剖结构识别，也就是Graf教授要求的检查清单1内容，包括骨软骨交界处、滑膜皱襞、关节囊、盂唇、骨缘、骨性髋臼、软骨性髋臼、股骨头（图3-4）。当以上解剖结构都能够在图像上显示时，此超声图像才能够用于评价

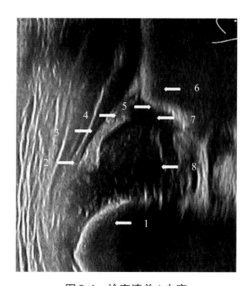

图3-4　检查清单1内容

1.骨软骨交界处；2.滑膜皱襞；3.关节囊；4.盂唇；5.骨缘；6.骨性髋臼；7.软骨性髋臼；8.股骨头

髋关节发育情况，即此图像才能够采用。Ⅲ、Ⅳ型髋关节大多不是通过测量（极少数Ⅲ型髋关节需要通过测量来确定），而是通过形态学来确定分型，因此只要确定图像可采用后，就可以做出相应诊断。

（3）确定图像可用于测量（即检查清单2）：确定图像可采用后需进一步确定此图像是否能够用于测量，也就是Graf教授要求的检查清单2内容，包括髂骨下肢、髂骨平原、盂唇（图3-5）。髂骨下肢显示说明探头声束穿过髋臼窝中心点，髂骨平原显示说明声束穿过髋臼中部平面，Graf法髋关节超声标准切面要求声束同时穿过髋臼窝中心点及髋臼中部平面。当声束穿过髋臼窝中心点时，可以显示髂骨下肢，但此时声束有可能经过骨性髋臼的前部、中间或后部平面。声束经过不同平面髂骨显示的回声不同，经过后部平面时髂骨形态呈凹陷状，髂骨远离探头，经过中部平面时髂骨形态呈直线状，髂骨平行于探头长轴或显示屏的边缘，此时的髂骨解剖结构定义为髂骨平原，经过前部平面时髂骨形态靠近探头或显示屏的边缘。为了有一个重复性较好的可以进行比较的平面，Graf教授采用声束经过中部平面的超声图片，此时的超声图片定义为标准切面。对于一些髋臼明显变浅的脱位髋关节，髋臼中

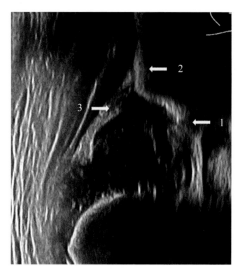

图3-5 检查清单2内容
1.髂骨下肢；2.髂骨平原；3.盂唇

部平面在超声上看起来像前部平面，但髋臼后部平面的形态是恒定不变的，因此当显示标准切面较为困难时，可首先显示髋臼后部平面，然后以髂骨下肢为中心点，慢慢向腹侧旋转探头，从而显示出标准切面。Ⅲ、Ⅳ型髋关节基本不需要确定图像是否可用于测量，因为Ⅲ、Ⅳ型为脱位髋关节，用于测量的3个解剖结构常不能在同一平面内显示（极少数Ⅲ型髋关节需要通过测量来确定）。脱位髋关节因股骨头向上、向后方脱位，无法获得标准切面，因此确定图像可采用检查清单1中的内容，由于要显示脱位股骨头等结构，此时获得的平面经过髋臼后部平面，髂骨形态呈凹陷状，髂骨远离探头。

二、测量

确定图像可以测量后再对图像进行测量。测量需要画三条线，分别是基线、骨顶线、软骨顶线（图3-6），三条线很少相交在同一个点，假如相交在同一个点，往往是测量错误。

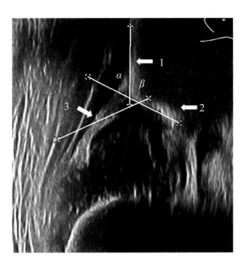

图3-6　三条测量线及所形成的角度
1.基线；2.骨顶线；3.软骨顶线

1.基线（base line） 是指以近端软骨膜移行为骨膜的点为中心做与髂骨的切线（图3-6），一般为一条垂直线，但当骨缘区圆或者平坦且近端软骨膜移行为骨膜的位置比较靠下的时候会向髂骨下肢方向倾斜，此时α角的角度会变得更小（图3-7）。

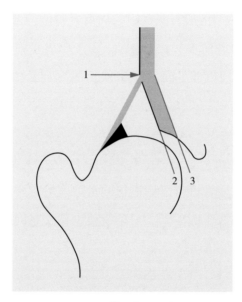

图3-7 基线发生倾斜
1.近端软骨膜移行为骨膜的点；2.基线（向内侧倾斜）；3.辅助基线

2.骨顶线（bone roof line） 是指以髂骨下肢为中心做与骨性髋臼的切线（图3-6），髂骨下肢为最低、显示最清楚的点，因此需要微调探头去判断，髂骨下肢周围有许多高回声结构，切勿混淆。

3.软骨顶线（cartilage roof line） 盂唇中心与骨缘之间的连线（图3-6）。

4.角度 画出三条线后可获得两个角度，分别是α角、β角（图3-6）。

（1）α角（骨顶角）：基线与骨顶线之间的夹角，用于评价骨性髋臼发育形态。

（2）β角（软骨顶角）：基线与软骨顶线之间的夹角，用于评价软骨性髋臼发育形态。

三、分型

髋关节超声分型与髋关节的病理改变有关，与脱位股骨头的位置无关，一个正常髋关节的发育成熟需要髋臼包着股骨头，股骨头顶着髋臼，也就是说股骨头需要在髋臼内才能够刺激髋关节发育成熟，任何原因破坏股骨头与髋臼的相对应位置都会导致髋关节发育出现障碍。髋关节脱位有2种形式：①髋关节在胚胎发育过程中出现障碍，股骨头和髋臼表现为严重畸形，股骨头的位置始终处于异常位置，盂唇、骨顶、透明软骨的细胞结构也始终异常。②股骨头最初位于髋臼内，但是由于某种生物力学的因素使正常的发育过程停止，导致股骨头开始从髋臼内脱出，最终导致髋臼畸形。如果股骨头脱出髋臼窝，这个脱位的过程会导致髋臼畸形，一开始为髋臼软骨顶受损，接下来髋臼的骨顶也会受到损害。通过准确分析髋臼骨顶和软骨顶的病理改变，对髋关节病理改变的严重程度做出评价。这些病理改变需要通过治疗来逆转，防止发生进一步的股骨头损害。因此，Graf法髋关节超声可对髋臼骨顶及软骨顶的发育形态进行评价。

Graf法通过α角、β角的大小来评价髋臼骨顶及软骨顶的发育状况，同时结合婴儿年龄进行分型（表3-1），诊断越准确，分型越细，治疗方案越有针对性，治疗效果越好。需要注意的是，婴儿测量的角度大小、年龄及髋臼形态是互相对应的，如一个Ⅲ型髋关节，其骨缘区不可能锐利。分型明细见本书第四章。

表3-1　Graf法婴儿髋关节超声检查分型表

	年龄	髋臼骨顶	骨缘区	髋臼软骨顶	α角的角度	β角的角度
Ⅰa	任何年龄	弧度可	锐利或钝	覆盖股骨头	$\geqslant 60°$	$\leqslant 55°$
Ⅰb	任何年龄	弧度可	锐利或钝	覆盖股骨头	$\geqslant 60°$	$> 55°$
Ⅱa^{+}	0～12周	尚可	圆	覆盖股骨头	$50°\sim 59°$	

续表

	年龄	髋臼骨顶	骨缘区	髋臼软骨顶	α角的角度	β角的角度
Ⅱa⁻	6～12周	不良	圆	覆盖股骨头	50°～59°	
Ⅱb	>12周	不良	圆	覆盖股骨头	50°～59°	
Ⅱc	任何年龄	严重不良	圆或平坦	覆盖股骨头	43°～49°	≤77°
D	任何年龄	严重不良	圆或平坦	移位	43°～49°	>77°
Ⅲa	任何年龄	差	平坦	头侧移位，无结构、回声改变	≤42°	
Ⅲb	任何年龄	差	平坦	头侧移位，结构改变，回声增强	≤42°	
Ⅳ	任何年龄	差	平坦	足侧移位，结构改变	≤42°	

参 考 文 献

[1] Grill F，Müller D. Ergebnisse des Hüftultraschallscreenings in österreich [J]. Orthopäde，1997，26（1）：25-32.

[2] Graf R. Is DDH still a problem? [J]. Arch Bone Jt Surg，2014，2（1）：2-3.

[3] Graf R，Mohajer M，Plattner F. Hip sonography update. Quality-management，catastrophes tips and tricks [J]. Med Ultrason，2013，15（4）：299-303.

第四章

Graf法婴儿髋关节超声检查分型明细

一、Ⅰ型髋关节

Ⅰ型髋关节 α 角 $\geqslant 60°$，为中心髋关节，髋臼骨顶发育良好，骨缘区锐利或者圆钝，髋臼软骨顶包绕股骨头。Ⅰ型髋关节又可细分为Ⅰa型髋关节和Ⅰb型髋关节。

Ⅰ型髋关节髋臼骨顶的发育正常，但其髋臼软骨顶的发育可不一致，Ⅰa型（ β 角 $\leqslant 55°$ ）软骨性髋臼覆盖股骨头多，Ⅰb型（ β 角 $> 55°$ ）软骨性髋臼股骨头覆盖少（图4-1～图4-11），有研究认为Ⅰ型髋关节 β 角均值为65°，Ⅰb型髋关节多见，Ⅰa型髋关节和Ⅰb型髋关节均为成熟、正常髋关节，即髋关节的骨化程度对于婴儿来说是恰当的，无须随访，更不需要治疗。但Ⅰ型髋关节在以下4种情况会转变成其他类型的髋关节。①错误的诊断：原本非Ⅰ型髋关节而错误诊断为Ⅰ型髋关节；②神经肌肉异常：会导致作用于髋关节的肌肉力量不平衡，从而严重影响髋关节的发育（如双侧下肢瘫痪）；③髋关节渗出液：髋关节积液时，会导致股骨头从发育良好的髋臼内脱出（膨胀—脱位）；④早期脱位的髋关节：经过治疗后变为Ⅰ型髋关节，应对其进行密切随访，直到髋关节完全发育成熟。一个刚开始已经"治愈"的髋关节在后期可能发生继发性发育不良。

1.病史资料　男婴，5周龄，体检发现腿纹不对称，行髋关节超声检查，超声图像如图4-1所示。

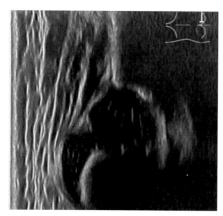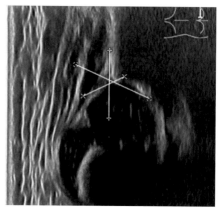

图4-1　Ⅰb型髋关节

男婴，5周，右髋（$\alpha=66°$，$\beta=65°$）

超声描述

右侧：骨软骨交界显示清晰，髋臼软骨顶覆盖股骨头，股骨头形态规则，内未见骨化核，关节滑膜皱襞显示清晰，髋臼盂唇边缘锐利，位于股骨头外上方，髂骨平原显示平直，骨缘区锐利，骨缘可见，髂骨下肢显示清晰。

髋关节 $\alpha=66°$，$\beta=65°$。

超声诊断

右髋：（Graf法）Ⅰ型髋关节（正常）。

2.病史资料　男婴，2月龄，体检发现腿纹不对称，行髋关节超声检查，超声图像如图4-2所示。

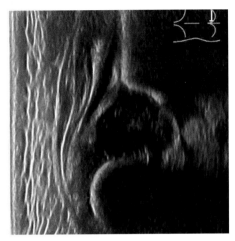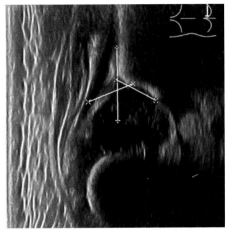

图 4-2　Ⅰb 型髋关节

男婴，2 月龄，右髋（$\alpha = 62°$，$\beta = 69°$）

超声描述

右侧：骨软骨交界显示清晰，髋臼软骨顶覆盖股骨头，股骨头形态规则，内未见骨化核，关节滑膜皱襞显示清晰，髋臼盂唇边缘锐利，位于股骨头外上方，髂骨平原显示平直，骨缘区圆钝，骨缘可见，髂骨下肢显示清晰。

髋关节 $\alpha = 62°$，$\beta = 69°$。

超声诊断

右髋：（Graf 法）Ⅰ型髋关节（正常）。

3. 病史资料　女婴，4 月龄，体检发现腿纹不对称，行髋关节超声检查，超声图像如图 4-3 所示。

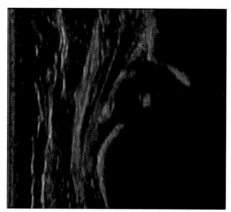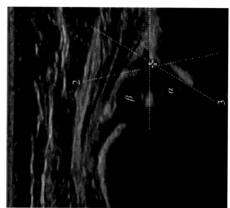

图4-3　Ⅰb型髋关节

女婴，4月龄，左髋（$\alpha = 60°$，$\beta = 78°$）

超声描述

左侧：骨软骨交界显示清晰，髋臼软骨顶覆盖股骨头，股骨头形态规则，内可见骨化核，关节滑膜皱襞显示清晰，髋臼盂唇边缘锐利，位于股骨头外上方，髂骨平原显示平直，骨缘区锐利，骨缘可见，髂骨下肢显示清晰。

髋关节 $\alpha = 60°$，$\beta = 78°$。

超声诊断

左髋：（Graf法）Ⅰ型髋关节（正常）。

4.病史资料　女婴，3月龄，体检发现腿纹不对称，行髋关节超声检查，超声图像如图4-4所示。

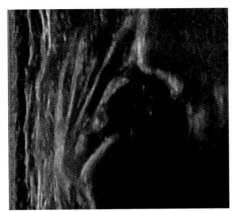 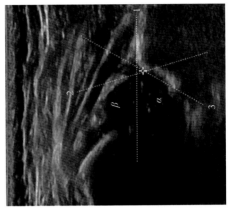

图4-4　Ⅰb型髋关节

女婴，3月龄，左髋（$\alpha = 61°$，$\beta = 74°$）

超声描述

左侧：骨软骨交界显示清晰，髋臼软骨顶覆盖股骨头，股骨头形态规则，内未见骨化核，关节滑膜皱襞显示清晰，髋臼盂唇边缘锐利，位于股骨头外上方，髂骨平原显示平直，骨缘区圆钝，骨缘可见，髂骨下肢显示清晰。

髋关节 $\alpha = 61°$，$\beta = 74°$。

超声诊断

左髋：（Graf法）Ⅰ型髋关节（正常）。

5.病史资料　女婴，3月龄，体检发现腿纹不对称，行髋关节超声检查，超声图像如图4-5所示。

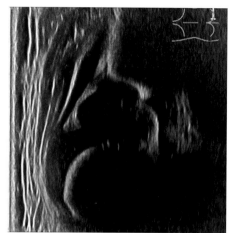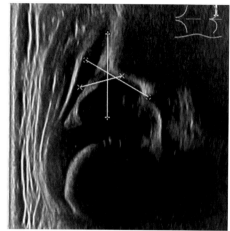

图4-5　Ⅰb型髋关节

女婴，3月龄，右髋（$\alpha = 60°$，$\beta = 75°$）

超声描述

右侧：骨软骨交界显示清晰，髋臼软骨顶覆盖股骨头，股骨头形态规则，内未见骨化核，关节滑膜皱襞显示清晰，髋臼盂唇边缘锐利，位于股骨头外上方，髂骨平原显示平直，骨缘区锐利，骨缘可见，髂骨下肢显示清晰。

髋关节 $\alpha = 60°$，$\beta = 75°$。

超声诊断

右髋：（Graf法）Ⅰ型髋关节（正常）。

6.病史资料　女婴，6月龄，体检发现腿纹不对称，行髋关节超声检查，超声图像如图4-6所示。

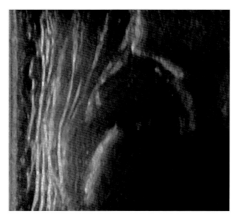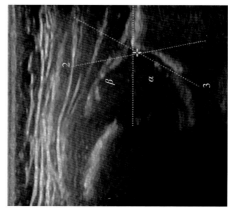

图4-6　Ⅰb型髋关节

女婴，6月龄，左髋（α＝62°，β＝79°）

超声描述

左侧：骨软骨交界显示清晰，髋臼软骨顶覆盖股骨头，股骨头形态规则，内未见骨化核，关节滑膜皱襞显示清晰，髋臼盂唇边缘锐利，位于股骨头外上方，髂骨平原显示平直，骨缘区锐利，骨缘可见，髂骨下肢显示清晰。

髋关节 α＝62°，β＝79°。

超声诊断

左髋：（Graf法）Ⅰ型髋关节（正常）。

7.病史资料　女婴，2月龄，体检发现腿纹不对称，行髋关节超声检查，超声图像如图4-7所示。

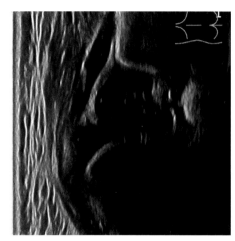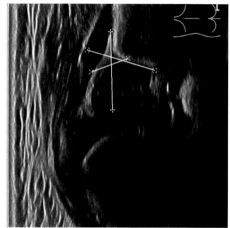

图4-7　Ⅰb型髋关节

女婴，2月龄，右髋（α＝72°，β＝72°）

超声描述

右侧：骨软骨交界显示清晰，髋臼软骨顶覆盖股骨头，股骨头形态规则，内未见骨化核，关节滑膜皱襞显示清晰，髋臼盂唇边缘锐利，位于股骨头外上方，髂骨平原显示平直，骨缘区圆钝，骨缘可见，髂骨下肢显示清晰。

髋关节 α＝72°，β＝72°。

超声诊断

右髋：（Graf法）Ⅰ型髋关节（正常）。

8.病史资料　女婴，3月龄，体检发现腿纹不对称，行髋关节超声检查，超声图像如图4-8所示。

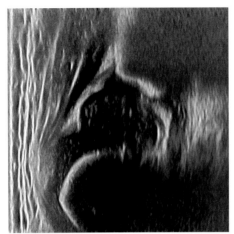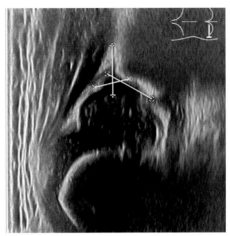

图4-8　Ⅰb型髋关节

女婴，3月龄，右髋（$\alpha = 60°$，$\beta = 77°$）

超声描述

右侧：骨软骨交界显示清晰，髋臼软骨顶覆盖股骨头，股骨头形态规则，内未见骨化核，关节滑膜皱襞显示清晰，髋臼盂唇边缘锐利，位于股骨头外上方，髂骨平原显示平直，骨缘区圆钝，骨缘可见，髂骨下肢显示清晰。

髋关节 $\alpha = 60°$，$\beta = 77°$。

超声诊断

右髋：（Graf法）Ⅰ型髋关节（正常）。

9.病史资料　男婴，6周龄，体检发现腿纹不对称，行髋关节超声检查，超声图像如图4-9所示。

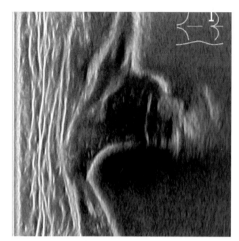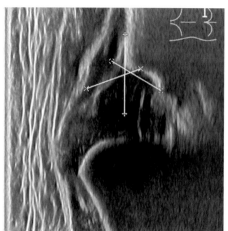

图4-9　Ⅰb型髋关节

男婴，6周龄，右髋（$\alpha = 60°$，$\beta = 70°$）

超声描述

右侧：骨软骨交界显示清晰，髋臼软骨顶覆盖股骨头，股骨头形态规则，内未见骨化核，关节滑膜皱襞显示清晰，髋臼盂唇边缘锐利，位于股骨头外上方，髂骨平原显示平直，骨缘区锐利，骨缘可见，髂骨下肢显示清晰。

髋关节 $\alpha = 60°$，$\beta = 70°$。

超声诊断

右髋：（Graf法）Ⅰ型髋关节（正常）。

10.病史资料　男婴，7周龄，体检发现腿纹不对称，行髋关节超声检查，超声图像如图4-10所示。

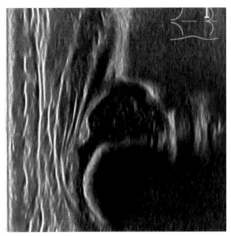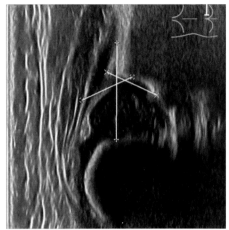

图 4-10　Ⅰb型髋关节

男婴，7周龄，右髋（$\alpha = 66°$，$\beta = 66°$）

超声描述

右侧：骨软骨交界显示清晰，髋臼软骨顶覆盖股骨头，股骨头形态规则，内未见骨化核，关节滑膜皱襞显示清晰，髋臼盂唇边缘锐利，位于股骨头外上方，髂骨平原显示平直，骨缘区锐利，骨缘可见，髂骨下肢显示清晰。

髋关节 $\alpha = 66°$，$\beta = 66°$。

超声诊断

右髋：（Graf法）Ⅰ型髋关节（正常）。

11.病史资料　男婴，1月龄，体检发现腿纹不对称，行髋关节超声检查，超声图像如图4-11所示。

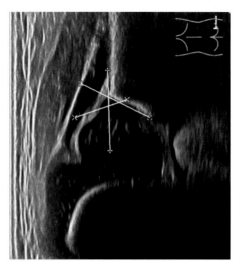

图4-11　Ⅰb型髋关节

男婴，1月龄，右髋（$\alpha=63°$，$\beta=73°$）

超声描述

右侧：骨软骨交界显示清晰，髋臼软骨顶覆盖股骨头，股骨头形态规则，内未见骨化核，关节滑膜皱襞显示清晰，髋臼盂唇边缘锐利，位于股骨头外上方，髂骨平原显示平直，骨缘区锐利，骨缘可见，髂骨下肢显示清晰。

髋关节 $\alpha=63°$，$\beta=73°$。

超声诊断

右髋:（Graf法）Ⅰ型髋关节（正常）。

二、Ⅱ型髋关节

Ⅱ型髋关节 α 角为43°～59°，Ⅱ型髋关节仍为中心性髋关节，即非脱位髋关节，但其髋臼骨顶发育不良，骨缘区圆钝，髋臼软骨顶仍包绕股骨头，Ⅱ型髋关节又可细分为Ⅱa型髋关节、Ⅱb型髋关节和Ⅱc型髋关节三个亚型。

（一）Ⅱa型髋关节

Ⅱa型髋关节，α角为50°～59°，且婴儿≤3月龄。Ⅱa型髋关节又可细分为Ⅱa⁺型髋关节和Ⅱa⁻型髋关节。Ⅱa⁺型髋关节和Ⅱa⁻型髋关节应从α角角度结合婴儿年龄进行细分，6周龄以前很难区分Ⅱa⁺型髋关节和Ⅱa⁻型髋关节，因为婴儿在此阶段髋关节成熟比较快，因此在婴儿6周龄前医生不区分Ⅱa⁺型髋关节和Ⅱa⁻型髋关节，仅报告Ⅱa型髋关节（图4-12～图4-19），需随访。Ⅱa⁺型髋关节和Ⅱa⁻型髋关节分型明细详见图4-20。

1.病史资料　女婴，37日龄，体检发现腿纹不对称，行髋关节超声检查，超声图像如图4-12所示。

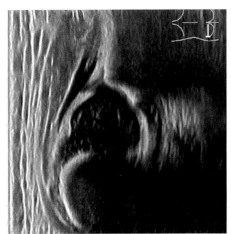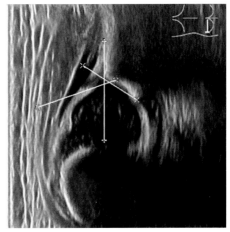

图4-12　Ⅱa型髋关节

女婴，37日龄，左髋（$\alpha = 58°$，$\beta = 71°$）

超声描述

左侧：骨软骨交界显示清晰，髋臼软骨顶覆盖股骨头，股骨头形态规则，内未见骨化核，关节滑膜皱襞显示清晰，髋臼盂唇边缘锐利，位于股骨头外上方，髂骨平原显示平直，骨缘区圆钝，骨缘可见，髂骨下肢显示清晰。

髋关节$\alpha = 58°$，$\beta = 71°$。

超声诊断

左髋：（Graf法）Ⅱa型髋关节（建议4周后随访）。

2.病史资料　女婴，35日龄，体检发现腿纹不对称，行髋关节超声检查，超声图像如图4-13所示。

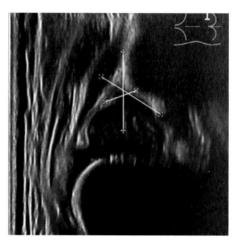

图4-13　Ⅱa型髋关节
女婴，35日龄，第二胎，右髋（$\alpha = 58°$，$\beta = 70°$）

超声描述

右侧：骨软骨交界显示清晰，髋臼软骨顶覆盖股骨头，股骨头形态规则，内未见骨化核，关节滑膜皱襞显示清晰，髋臼盂唇边缘锐利，位于股骨头外上方，髂骨平原显示平直，骨缘区圆钝，骨缘可见，髂骨下肢显示清晰。

髋关节 $\alpha = 58°$，$\beta = 70°$。

超声诊断

右髋：（Graf法）Ⅱa型髋关节（建议4周后随访）。

3.病史资料　男婴，35日龄，体检发现腿纹不对称，行髋关节超声检查，超声图像如图4-14所示。

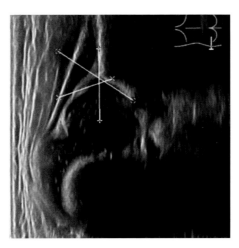

图4-14　Ⅱa型髋关节

男婴，35日龄，左髋（$\alpha=57°$，$\beta=72°$）

超声描述

左侧：骨软骨交界显示清晰，髋臼软骨顶覆盖股骨头，股骨头形态规则，内未见骨化核，关节滑膜皱襞显示清晰，髋臼盂唇边缘锐利，位于股骨头外上方，髂骨平原显示平直，骨缘区锐利，骨缘可见，髂骨下肢显示清晰。

髋关节 $\alpha=57°$，$\beta=72°$。

超声诊断

左髋：（Graf法）Ⅱa型髋关节（建议4周后随访）。

4.病史资料　女婴，37日龄，体检发现腿纹不对称，行髋关节超声检查，超声图像如图4-15所示。

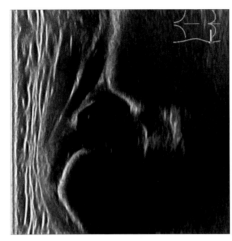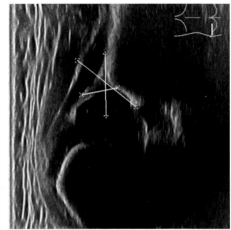

图4-15　Ⅱa型髋关节

女婴，37日龄，第二胎，左髋（$\alpha = 52°$，$\beta = 80°$）

超声描述

左侧：骨软骨交界显示清晰，髋臼软骨顶覆盖股骨头，股骨头形态规则，内未见骨化核，关节滑膜皱襞显示清晰，髋臼盂唇边缘锐利，位于股骨头外上方，髂骨平原显示平直，骨缘区圆钝，骨缘可见，髂骨下肢显示清晰。

髋关节 $\alpha = 52°$，$\beta = 80°$。

超声诊断

左髋：（Graf法）Ⅱa型髋关节（建议4周后随访）。

5.病史资料　男婴，41日龄，体检发现腿纹不对称，行髋关节超声检查，超声图像如图4-16所示。

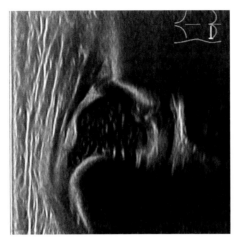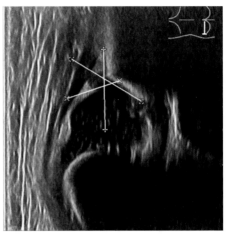

图4-16　Ⅱa型髋关节

男婴，41日龄，左髋（$\alpha = 58°$，$\beta = 73°$）

超声描述

左侧：骨软骨交界显示清晰，髋臼软骨顶覆盖股骨头，股骨头形态规则，内未见骨化核，关节滑膜皱襞显示清晰，髋臼盂唇边缘锐利，位于股骨头外上方，髂骨平原显示平直，骨缘区圆钝，骨缘可见，髂骨下肢显示清晰。

髋关节 $\alpha = 58°$，$\beta = 73°$。

超声诊断

左髋：（Graf法）Ⅱa型髋关节（建议4周后随访）。

6.病史资料　男婴，37日龄，体检发现腿纹不对称，行髋关节超声检查，超声图像如图4-17所示。

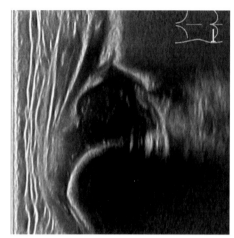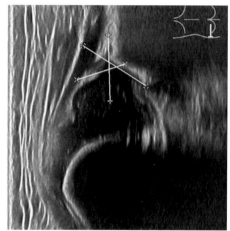

图4-17　Ⅱa型髋关节

男婴，37日龄，左髋（α＝56°，β＝74°）

超声描述

左侧：骨软骨交界显示清晰，髋臼软骨顶覆盖股骨头，股骨头形态规则，内未见骨化核，关节滑膜皱襞显示清晰，髋臼盂唇边缘锐利，位于股骨头外上方，髂骨平原显示平直，骨缘区圆钝，骨缘可见，髂骨下肢显示清晰。

髋关节 α＝56°，β＝74°。

超声诊断

左髋：（Graf法）Ⅱa型髋关节（建议4周后随访）。

7.病史资料　男婴，38日龄，体检发现腿纹不对称，行髋关节超声检查，超声图像如图4-18所示。

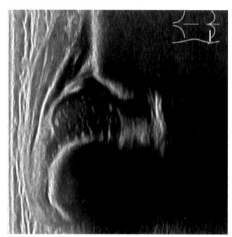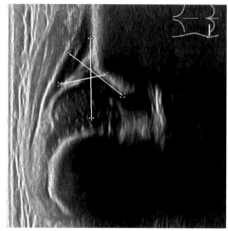

图4-18　Ⅱa型髋关节

男婴，38日龄，第一胎，左髋（$\alpha = 52°$，$\beta = 79°$）

超声描述

左侧：骨软骨交界显示清晰，髋臼软骨顶覆盖股骨头，股骨头形态规则，内未见骨化核，关节滑膜皱襞显示清晰，髋臼盂唇边缘锐利，位于股骨头外上方，髂骨平原显示平直，骨缘区锐利，骨缘可见，髂骨下肢显示清晰。

髋关节 $\alpha = 52°$，$\beta = 79°$。

超声诊断

左髋：（Graf法）Ⅱa型髋关节（建议4周后随访）。

8.病史资料　男婴，38日龄，体检发现腿纹不对称，行髋关节超声检查，超声图像如图4-19所示。

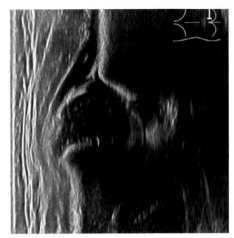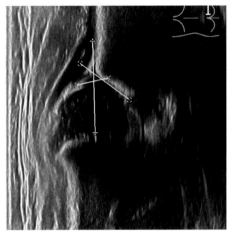

图4-19　Ⅱa型髋关节

男婴，38日龄，第一胎，右髋（$\alpha=53°$，$\beta=79°$）

超声描述

右侧：骨软骨交界显示清晰，髋臼软骨顶覆盖股骨头，股骨头形态规则，内未见骨化核，关节滑膜皱襞显示清晰，髋臼盂唇边缘锐利，位于股骨头外上方，髂骨平原显示平直，骨缘区圆钝，骨缘可见，髂骨下肢显示清晰。

髋关节 $\alpha=53°$，$\beta=79°$。

超声诊断

右髋：（Graf法）Ⅱa型髋关节（建议4周后随访）。

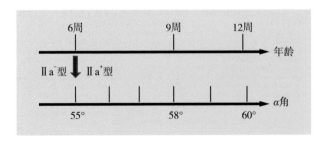

图4-20　Ⅱa⁺型髋关节、Ⅱa⁻型髋关节分型明细图

（二）Ⅱa⁺型髋关节

指髋关节发育尚可，相对婴儿年龄来说为相对不成熟髋关节，属于生理性不成熟（physiological immature），预计在3月龄末可发育为成熟髋关节（即Ⅰ型髋关节），因此需随访，无须治疗（图4-21～图4-29）。

1.病史资料　女婴，7周龄，体检发现腿纹不对称，行髋关节超声检查，超声图像如图4-21所示。

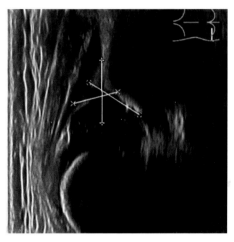

图4-21　Ⅱa⁺型髋关节
女婴，7周，左髋（α＝58°，β＝76°）

超声描述

左侧：骨软骨交界显示清晰，髋臼软骨顶覆盖股骨头，股骨头形态规则，内未见骨化核，关节滑膜皱襞显示清晰，髋臼盂唇边缘锐利，位于股骨头外上方，髂骨平原显示平直，骨缘区锐利，骨缘可见，髂骨下肢显示清晰。

髋关节 $\alpha = 58°$，$\beta = 76°$。

超声诊断

左髋：（Graf法）Ⅱa⁺型髋关节（建议4周后随访）。

2.病史资料　女婴，6周龄，体检发现腿纹不对称，行髋关节超声检查，超声图像如图4-22所示。

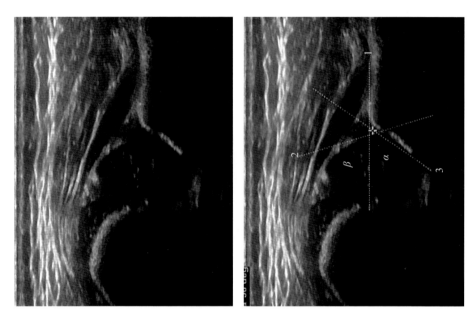

图4-22　Ⅱa⁺型髋关节

女婴，6周龄，左髋（$\alpha = 56°$，$\beta = 73°$）

超声描述

左侧：骨软骨交界显示清晰，髋臼软骨顶覆盖股骨头，股骨头形态规则，内未见骨化核，关节滑膜皱襞显示清晰，髋臼盂唇边缘锐利，位于股骨头外上方，髂骨平原显示平直，骨缘区圆钝，骨缘可见，髂骨下肢显示清晰。

髋关节 $\alpha = 56°$，$\beta = 73°$。

超声诊断

左髋：（Graf法）Ⅱa⁺型髋关节（建议4周后随访）

3.病史资料　男婴，7周龄，体检发现腿纹不对称，行髋关节超声检查，超声图像如图4-23所示。

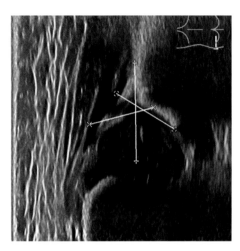

图4-23　Ⅱa$^+$型髋关节

男婴，7周龄，左髋（$\alpha=58°$，$\beta=76°$）

超声描述

左侧：骨软骨交界显示清晰，髋臼软骨顶覆盖股骨头，股骨头形态规则，内未见骨化核，关节滑膜皱襞显示清晰，髋臼盂唇边缘锐利，位于股骨头外上方，髂骨平原显示平直，骨缘区锐利，骨缘可见，髂骨下肢显示清晰。

髋关节$\alpha=58°$，$\beta=76°$。

超声诊断

左髋：（Graf法）Ⅱa$^+$型髋关节（建议4周后随访）。

4.病史资料　女婴，7周龄，体检发现腿纹不对称，行髋关节超声检查，超声图像如图4-24所示。

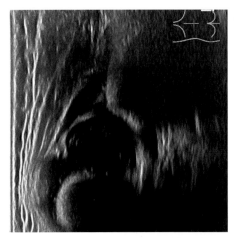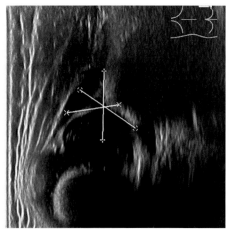

图4-24　Ⅱa⁺型髋关节

女婴，第二胎，7周龄，右髋（$\alpha = 57°$，$\beta = 80°$）

超声描述

右侧：骨软骨交界显示清晰，髋臼软骨顶覆盖股骨头，股骨头形态规则，内未见骨化核，关节滑膜皱襞显示清晰，髋臼盂唇边缘锐利，位于股骨头外上方，髂骨平原显示平直，骨缘区锐利，骨缘可见，髂骨下肢显示清晰。

髋关节 $\alpha = 57°$，$\beta = 80°$。

超声诊断

右髋：（Graf法）Ⅱa⁺型髋关节（建议4周后随访）

5.病史资料　女婴，6周龄，体检发现腿纹不对称，行髋关节超声检查，超声图像如图4-25所示。

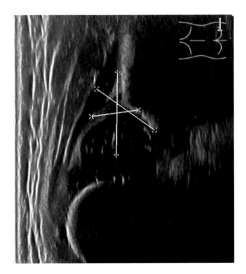

图 4-25　Ⅱa⁺型髋关节

女婴，6周龄，右髋（$\alpha = 56°$，$\beta = 82°$）

超声描述

右侧：骨软骨交界显示清晰，髋臼软骨顶覆盖股骨头，股骨头形态规则，内未见骨化核，关节滑膜皱襞显示清晰，髋臼盂唇边缘锐利，位于股骨头外上方，髂骨平原显示平直，骨缘区锐利，骨缘可见，髂骨下肢显示清晰。

髋关节 $\alpha = 56°$，$\beta = 82°$。

超声诊断

右髋：（Graf法）Ⅱa⁺型髋关节（建议4周后随访）。

6.病史资料　女婴，45日龄，体检发现腿纹不对称，行髋关节超声检查，超声图像如图4-26所示。

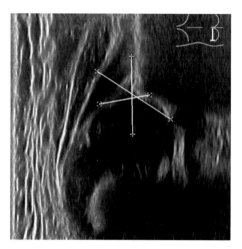

图4-26 Ⅱa⁺型髋关节

女婴，45日龄，左髋（α＝57°，β＝81°）

超声描述

左侧：骨软骨交界显示清晰，髋臼软骨顶覆盖股骨头，股骨头形态规则，内未见骨化核，关节滑膜皱襞显示清晰，髋臼盂唇边缘锐利，位于股骨头外上方，髂骨平原显示平直，骨缘区锐利，骨缘可见，髂骨下肢显示清晰。

髋关节 α＝57°，β＝81°。

超声诊断

左髋：（Graf法）Ⅱa⁺型髋关节（建议4周后随访）。

7.病史资料 女婴，54日龄，体检发现腿纹不对称，行髋关节超声检查，超声图像如图4-27所示。

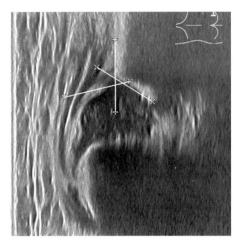

图4-27　Ⅱa⁺型髋关节

女婴，54日龄，右髋（$\alpha = 59°$，$\beta = 77°$）

超声描述

右侧：骨软骨交界显示清晰，髋臼软骨顶覆盖股骨头，股骨头形态规则，内未见骨化核，关节滑膜皱襞显示清晰，髋臼盂唇边缘锐利，位于股骨头外上方，髂骨平原显示平直，骨缘区锐利，骨缘可见，髂骨下肢显示清晰。

髋关节 $\alpha = 59°$，$\beta = 77°$。

超声诊断

右髋：（Graf法）Ⅱa⁺型髋关节（建议4周后随访）。

8.病史资料　女婴，7周龄，体检发现腿纹不对称，行髋关节超声检查，超声图像如图4-28所示。

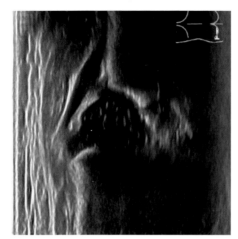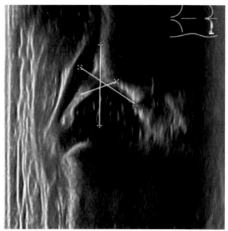

图 4-28　Ⅱ a⁺ 型髋关节

女婴，7 周龄，左髋（$\alpha = 58°$，$\beta = 70°$）

超声描述

左侧：骨软骨交界显示清晰，髋臼软骨顶覆盖股骨头，股骨头形态规则，内未见骨化核，关节滑膜皱襞显示清晰，髋臼盂唇边缘锐利，位于股骨头外上方，髂骨平原显示平直，骨缘区锐利，骨缘可见，髂骨下肢显示清晰。

髋关节 $\alpha = 58°$，$\beta = 70°$。

超声诊断

左髋：（Graf法）Ⅱ a⁺ 型髋关节（建议 4 周后随访）。

9.病史资料　女婴，6 周龄，体检发现腿纹不对称，行髋关节超声检查，超声图像如图 4-29 所示。

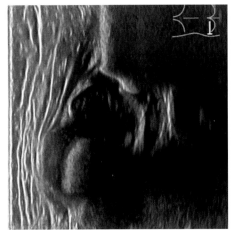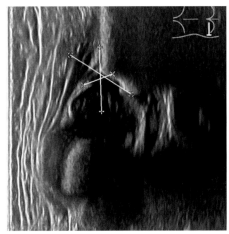

图4-29 Ⅱa⁺型髋关节

女婴，6周龄，左髋（$\alpha = 56°$，$\beta = 72°$）

超声描述

左侧：骨软骨交界显示清晰，髋臼软骨顶覆盖股骨头，股骨头形态规则，内未见骨化核，关节滑膜皱襞显示清晰，髋臼盂唇边缘锐利，位于股骨头外上方，髂骨平原显示平直，骨缘区锐利，骨缘可见，髂骨下肢显示清晰。

髋关节 $\alpha = 56°$，$\beta = 72°$。

超声诊断

左髋：（Graf法）Ⅱa⁺型髋关节（建议4周后随访）。

（三）Ⅱa⁻型髋关节

属于延迟成熟（delayed maturation）髋关节，在3月龄末有可能不能发育为成熟髋关节（约10%不能发育为成熟髋关节），因此需干预治疗（图4-30～图4-41）。如图4-20所示，一名6周龄大的婴儿，若在出生后3个月末发育成Ⅰ型髋关节，其 α 角应 $\geqslant 55°$；若 α 角为56°，则认为是Ⅱa⁺型髋关节；若 α 角为53°，则认为是Ⅱa⁻型髋关节。同样的道理，如一名9周龄大的婴儿，若在出生后3个月末发育成Ⅰ型髋关节，则其 α 角应 $\geqslant 58°$；

若α角为59°，则认为是Ⅱa⁺型髋关节；若α角为57°，则认为是Ⅱa⁻型髋
关节。

1.病史资料　女婴，6周龄，体检发现腿纹不对称，行髋关节超声检查，
超声图像如图4-30所示。

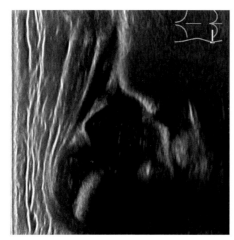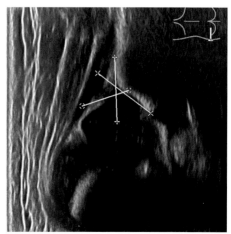

图4-30　Ⅱa⁻型髋关节
女婴，6周龄，左髋（$\alpha=51°$，$\beta=74°$）

超声描述

左侧：骨软骨交界显示清晰，髋臼软骨顶覆盖股骨头，股骨头形态规则，
内未见骨化核，关节滑膜皱襞显示清晰，髋臼盂唇边缘锐利，位于股骨头外
上方，髂骨平原显示平直，骨缘区圆钝，骨缘可见，髂骨下肢显示清晰。

髋关节 $\alpha=51°$，$\beta=74°$。

超声诊断

左髋：（Graf法）Ⅱa⁻型髋关节（建议干预4周后复查）。

2.病史资料　女婴，9周龄，体检发现腿纹不对称，行髋关节超声检查，
超声图像如图4-31所示。

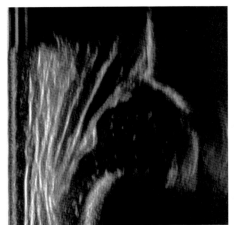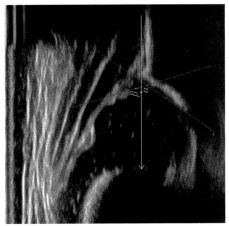

图4-31　Ⅱa型髋关节

女婴，9周龄，左髋（α＝56°，β＝74°）

超声描述

左侧：骨软骨交界显示清晰，髋臼软骨顶覆盖股骨头，股骨头形态规则，内未见骨化核，关节滑膜皱襞显示清晰，髋臼盂唇边缘锐利，位于股骨头外上方，髂骨平原显示平直，骨缘区锐利，骨缘可见，髂骨下肢显示清晰。

髋关节α＝56°，β＝74°。

超声诊断

左髋：（Graf法）Ⅱa⁻型髋关节（建议干预4周后复查）。

3.病史资料　女婴，9周龄，体检发现腿纹不对称，行髋关节超声检查，超声图像如图4-32所示。

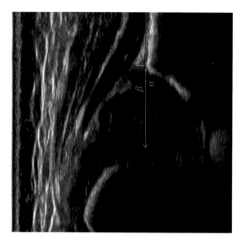

图4-32　Ⅱa⁻型髋关节
女婴，9周龄，右髋（$\alpha=55°$，$\beta=75°$）

超声描述

右侧：骨软骨交界显示清晰，髋臼软骨顶覆盖股骨头，股骨头形态规则，内未见骨化核，关节滑膜皱襞显示清晰，髋臼盂唇边缘锐利，位于股骨头外上方，髂骨平原显示平直，骨缘区锐利，骨缘可见，髂骨下肢显示清晰。

髋关节$\alpha=55°$，$\beta=75°$。

超声诊断

右髋：（Graf法）Ⅱa⁻型髋关节（建议干预4周后复查）。

4.病史资料　男婴，7周龄，体检发现腿纹不对称，行髋关节超声检查，超声图像如图4-33所示。

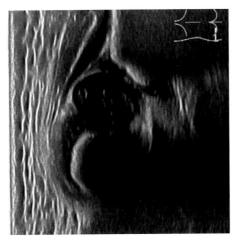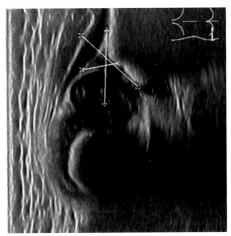

图4-33　Ⅱa⁻型髋关节

男婴，7周龄，左髋（$\alpha = 50°$，$\beta = 78°$）

超声描述

左侧：骨软骨交界显示清晰，髋臼软骨顶覆盖股骨头，股骨头形态规则，内未见骨化核，关节滑膜皱襞显示清晰，髋臼盂唇边缘锐利，位于股骨头外上方，髂骨平原显示平直，骨缘区锐利，骨缘可见，髂骨下肢显示清晰。

髋关节 $\alpha = 50°$，$\beta = 78°$。

超声诊断

左髋：（Graf法）Ⅱa⁻型髋关节（建议干预4周后复查）。

5.病史资料　男婴，8周龄，体检发现腿纹不对称，行髋关节超声检查，超声图像如图4-34所示。

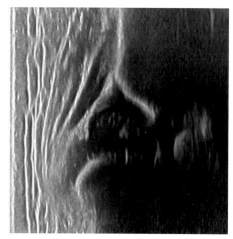 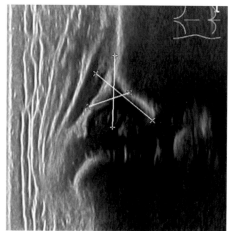

图4-34   Ⅱa⁻型髋关节

男婴，8周龄，右髋（$\alpha = 53°$，$\beta = 70°$）

超声描述

右侧：骨软骨交界显示清晰，髋臼软骨顶覆盖股骨头，股骨头形态规则，内未见骨化核，关节滑膜皱襞显示清晰，髋臼盂唇边缘锐利，位于股骨头外上方，髂骨平原显示平直，骨缘区圆钝，骨缘未见，髂骨下肢显示清晰。

髋关节 $\alpha = 53°$，$\beta = 70°$。

超声诊断

右髋：（Graf法）Ⅱa⁻型髋关节（建议干预4周后复查）。

6.病史资料 男婴，8周龄，体检发现腿纹不对称，行髋关节超声检查，超声图像如图4-35所示。

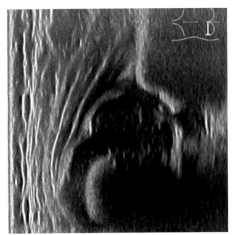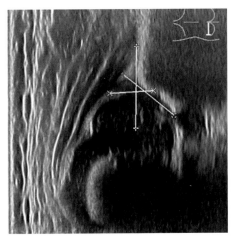

图4-35　Ⅱa型髋关节

男婴，第一胎，臀位，8周龄，左髋（$\alpha = 53°$，$\beta = 86°$）

超声描述

左侧：骨软骨交界显示清晰，髋臼软骨顶覆盖股骨头，股骨头形态规则，内未见骨化核，关节滑膜皱襞显示清晰，髋臼盂唇边缘锐利，位于股骨头外上方，髂骨平原显示平直，骨缘区圆钝，骨缘可见，髂骨下肢显示清晰。

髋关节 $\alpha = 53°$，$\beta = 86°$。

超声诊断

左髋：（Graf法）Ⅱa⁻型髋关节（建议干预4周后复查）。

7.病史资料　男婴，82日龄，体检发现腿纹不对称，行髋关节超声检查，超声图像如图4-36所示。

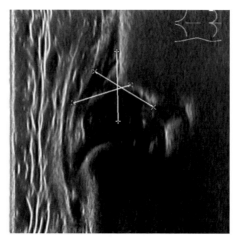

图4-36　Ⅱa⁻型髋关节

男婴，第一胎，82日龄，右髋（$\alpha=58°$，$\beta=74°$）

超声描述

右侧：骨软骨交界显示清晰，髋臼软骨顶覆盖股骨头，股骨头形态规则，内未见骨化核，关节滑膜皱襞显示清晰，髋臼盂唇边缘锐利，位于股骨头外上方，髂骨平原显示平直，骨缘区锐利，骨缘可见，髂骨下肢显示清晰。

髋关节 $\alpha=58°$，$\beta=74°$。

超声诊断

右髋：（Graf法）Ⅱa⁻型髋关节（建议干预4周后复查）。

8.病史资料　女婴，6周龄，体检发现腿纹不对称，行髋关节超声检查，超声图像如图4-37所示。

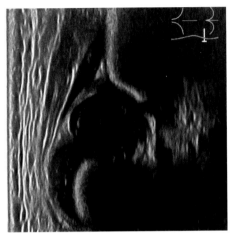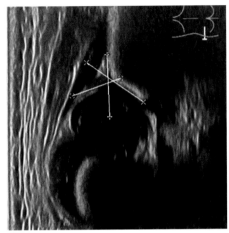

图4-37　Ⅱa⁻型髋关节

女婴，第一胎，6周龄，右髋（$\alpha = 53°$，$\beta = 73°$）

超声描述

右侧：骨软骨交界显示清晰，髋臼软骨顶覆盖股骨头，股骨头形态规则，内未见骨化核，关节滑膜皱襞显示清晰，髋臼盂唇边缘锐利，位于股骨头外上方，髂骨平原显示平直，骨缘区圆钝，骨缘未见，髂骨下肢显示清晰。

髋关节 $\alpha = 53°$，$\beta = 73°$。

超声诊断

右髋：（Graf法）Ⅱa⁻型髋关节（建议干预4周后复查）

9.病史资料　女婴，8周龄，体检发现腿纹不对称，行髋关节超声检查，超声图像如图4-38所示。

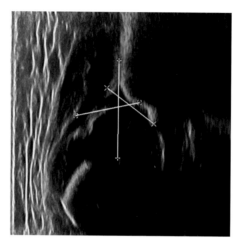

图4-38　Ⅱ a⁻型髋关节

男婴，第一胎，8周龄，右髋（$\alpha=54°$，$\beta=78°$）

超声描述

右侧：骨软骨交界显示清晰，髋臼软骨顶覆盖股骨头，股骨头形态规则，内未见骨化核，关节滑膜皱襞显示清晰，髋臼盂唇边缘锐利，位于股骨头外上方，髂骨平原显示平直，骨缘区圆钝，骨缘可见，髂骨下肢显示清晰。

髋关节 $\alpha=54°$，$\beta=78°$。

超声诊断

右髋：（Graf法）Ⅱ a⁻型髋关节（建议干预4周后复查）。

10.病史资料　女婴，2个月10日，体检发现腿纹不对称，行髋关节超声检查，超声图像如图4-39所示。

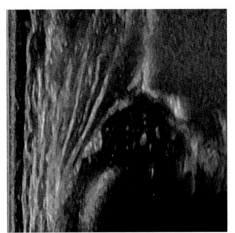
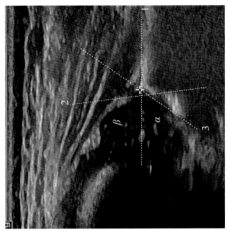

图4-39　Ⅱa⁻型髋关节

女婴，2个月10日，左髋（$\alpha = 56°$，$\beta = 83°$）

超声描述

左侧：骨软骨交界显示清晰，髋臼软骨顶覆盖股骨头，股骨头形态规则，内未见骨化核，关节滑膜皱襞显示清晰，髋臼盂唇边缘锐利，位于股骨头外上方，髂骨平原显示平直，骨缘区锐利，骨缘可见，髂骨下肢显示清晰。

髋关节 $\alpha = 56°$，$\beta = 83°$。

超声诊断

左髋：（Graf法）Ⅱa⁻型髋关节（建议干预4周后复查）。

11.病史资料　男婴，10周龄，体检发现腿纹不对称，行髋关节超声检查，超声图像如图4-40所示。

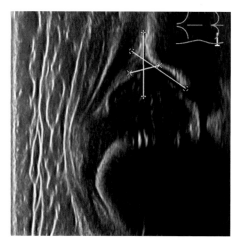

图4-40 Ⅱa⁻型髋关节

男婴，10周龄，右髋（$\alpha = 56°$，$\beta = 76°$）

超声描述

右侧：骨软骨交界显示清晰，髋臼软骨顶覆盖股骨头，股骨头形态规则，内未见骨化核，关节滑膜皱襞显示清晰，髋臼盂唇边缘锐利，位于股骨头外上方，髂骨平原显示平直，骨缘区圆钝，骨缘未见，髂骨下肢显示清晰。

髋关节 $\alpha = 56°$，$\beta = 76°$。

超声诊断

右髋：（Graf法）Ⅱa⁻型髋关节（建议干预4周后复查）。

12.病史资料 男婴，43日龄，体检发现腿纹不对称，行髋关节超声检查，超声图像如图4-41所示。

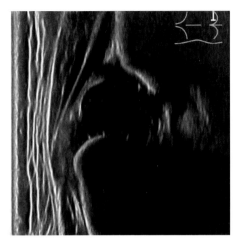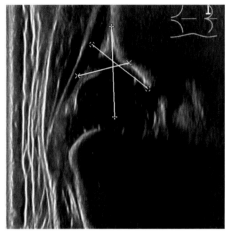

图4-41　Ⅱa⁻型髋关节

男婴，43日龄，右髋（$\alpha = 51°$，$\beta = 78°$）

超声描述

右侧：骨软骨交界显示清晰，髋臼软骨顶覆盖股骨头，股骨头形态规则，内未见骨化核，关节滑膜皱襞显示清晰，髋臼盂唇边缘锐利，位于股骨头外上方，髂骨平原显示平直，骨缘区圆钝，骨缘可见，髂骨下肢显示清晰。

髋关节 $\alpha = 51°$，$\beta = 78°$。

超声诊断

右髋：（Graf法）Ⅱa⁻型髋关节（建议干预4周后复查）。

（四）Ⅱb型髋关节

Ⅱb型髋关节，α角为50°～59°，婴儿年龄在3月龄以上。Ⅱb型髋关节为发育不良髋关节，与Ⅱa型髋关节的区别仅仅在于年龄，需干预治疗（图4-42～图4-50）。Ⅱb型髋关节有年龄要求，即婴儿年龄大于3月龄，同时α角在50°～59°。划分Ⅱb型髋关节的原因为对健康婴儿髋关节的观察结果显示，骨性髋臼的发育呈现特殊方式，6周龄以前α角增长最为明显，6～12周龄α角仍增长，但是3月龄以后α角缓慢增长，若3月龄末α角未到达60°，那随着时间推移，α角达到60°的可能性比较小，因此需要干预治疗。

1.病史资料　女婴，4月龄，体检发现腿纹不对称，行髋关节超声检查，超声图像如图4-42所示。

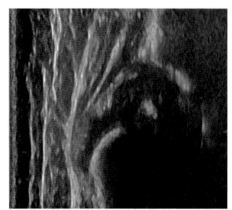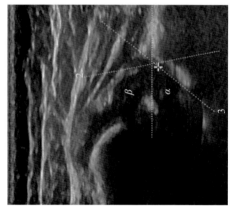

图4-42　Ⅱb型髋关节

女婴，4月龄，左髋（α＝52°，β＝79°）

超声描述

左侧：骨软骨交界显示清晰，髋臼软骨顶覆盖股骨头，股骨头形态规则，内可见骨化核，关节滑膜皱襞显示清晰，髋臼盂唇边缘锐利，位于股骨头外上方，髂骨平原显示平直，骨缘区锐利，骨缘可见，髂骨下肢显示清晰。

髋关节α＝52°，β＝79°。

超声诊断

左髋：（Graf法）Ⅱb型髋关节（建议干预治疗4周后复查）。

2.病史资料　女婴，13周龄，体检发现腿纹不对称，行髋关节超声检查，超声图像如图4-43所示。

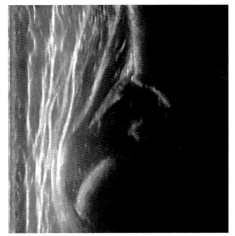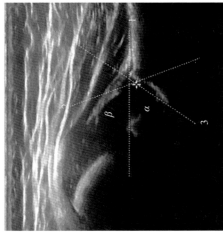

图4-43　Ⅱb型髋关节

女婴，13周龄，左髋（α＝57°，β＝70°）

超声描述

左侧：骨软骨交界显示清晰，髋臼软骨顶覆盖股骨头，股骨头形态规则，内可见骨化核，关节滑膜皱襞显示清晰，髋臼盂唇边缘锐利，位于股骨头外上方，髂骨平原显示平直，骨缘区锐利，骨缘可见，髂骨下肢显示清晰。

髋关节α＝57°，β＝70°。

超声诊断

左髋：（Graf法）Ⅱb型髋关节（建议干预治疗4周后复查）。

3.病史资料　女婴，5月龄，体检发现腿纹不对称，行髋关节超声检查，超声图像如图4-44所示。

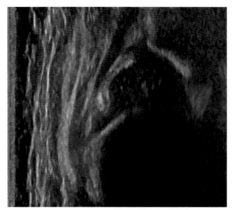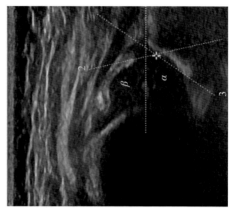

图4-44　Ⅱb型髋关节

女婴，5月龄，左髋（$\alpha = 56°$，$\beta = 77°$）

超声描述

左侧：骨软骨交界显示清晰，髋臼软骨顶覆盖股骨头，股骨头形态规则，内可见骨化核，关节滑膜皱襞显示清晰，髋臼盂唇边缘锐利，位于股骨头外上方，髂骨平原显示平直，骨缘区圆钝，骨缘可见，髂骨下肢显示清晰。

髋关节 $\alpha = 56°$，$\beta = 77°$。

超声诊断

左髋：（Graf法）Ⅱb型髋关节（建议干预治疗4周后复查）。

4.病史资料　男婴，14周龄，体检发现腿纹不对称，行髋关节超声检查，超声图像如图4-45所示。

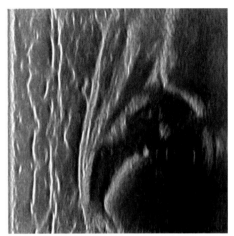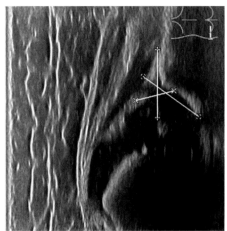

图4-45　Ⅱb型髋关节

男婴，14周龄，左髋（$\alpha = 55°$，$\beta = 77°$）

超声描述

左侧：骨软骨交界显示清晰，髋臼软骨顶覆盖股骨头，股骨头形态规则，内可见骨化核，关节滑膜皱襞显示清晰，髋臼盂唇边缘锐利，位于股骨头外上方，髂骨平原显示平直，骨缘区圆钝，骨缘可见，髂骨下肢显示清晰。

髋关节 $\alpha = 55°$，$\beta = 77°$。

超声诊断

左髋：（Graf法）Ⅱb型髋关节（建议干预治疗4周后复查）。

5.病史资料　男婴，6月龄，体检发现腿纹不对称，行髋关节超声检查，超声图像如图4-46所示。

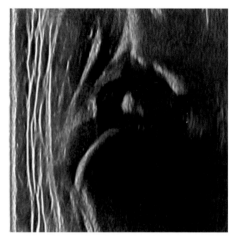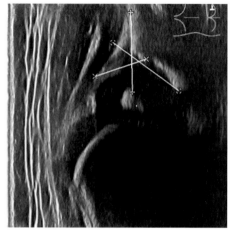

图4-46　Ⅱb型髋关节

男婴，6月龄，右髋（$\alpha = 53°$，$\beta = 73°$）

超声描述

右侧：骨软骨交界显示清晰，髋臼软骨顶覆盖股骨头，股骨头形态规则，内可见骨化核，关节滑膜皱襞显示清晰，髋臼盂唇边缘锐利，位于股骨头外上方，髂骨平原显示平直，骨缘区圆钝，骨缘可见，髂骨下肢显示清晰。

髋关节 $\alpha = 53°$，$\beta = 73°$。

超声诊断

右髋：（Graf法）Ⅱb型髋关节（建议干预治疗4周后复查）。

6.病史资料　女婴，3月龄，体检发现腿纹不对称，行髋关节超声检查，超声图像如图4-47所示。

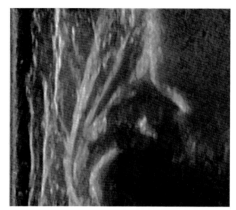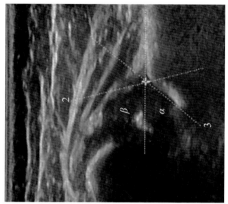

图4-47 Ⅱb型髋关节

女婴，3月龄，左髋（ $\alpha = 52°$ ， $\beta = 76°$ ）

超声描述

左侧：骨软骨交界显示清晰，髋臼软骨顶覆盖股骨头，股骨头形态规则，内可见骨化核，关节滑膜皱襞显示清晰，髋臼盂唇边缘锐利，位于股骨头外上方，髂骨平原显示平直，骨缘区圆钝，骨缘可见，髂骨下肢显示清晰。

髋关节 $\alpha = 52°$ ， $\beta = 76°$ 。

超声诊断

左髋：（Graf法）Ⅱb型髋关节（建议干预治疗4周后复查）。

7.病史资料 女婴，13周龄，体检发现腿纹不对称，行髋关节超声检查，超声图像如图4-48所示。

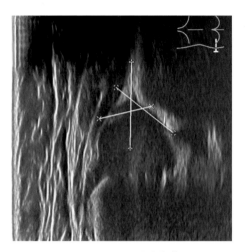

图4-48　Ⅱb型髋关节

女婴，13周龄，第一胎，左髋（$\alpha = 53°$，$\beta = 76°$）

超声描述

左侧：骨软骨交界显示清晰，髋臼软骨顶覆盖股骨头，股骨头形态规则，内未见骨化核，关节滑膜皱襞显示清晰，髋臼盂唇边缘锐利，位于股骨头外上方，髂骨平原显示平直，骨缘区圆钝，骨缘可见，髂骨下肢显示清晰。

髋关节 $\alpha = 53°$，$\beta = 76°$。

超声诊断

左髋：（Graf法）Ⅱb型髋关节（建议干预治疗4周后复查）。

8.病史资料　女婴，4月龄，体检发现腿纹不对称，行髋关节超声检查，超声图像如图4-49所示。

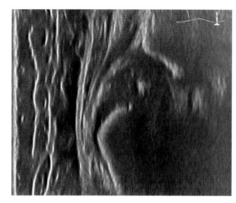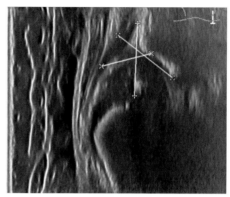

图4-49 Ⅱb型髋关节

女婴，4月龄，左髋（$\alpha = 55°$，$\beta = 74°$）

超声描述

左侧：骨软骨交界显示清晰，髋臼软骨顶覆盖股骨头，股骨头形态规则，内可见骨化核，关节滑膜皱襞显示清晰，髋臼盂唇边缘锐利，位于股骨头外上方，髂骨平原显示平直，骨缘区圆钝，骨缘可见，髂骨下肢显示清晰。

髋关节 $\alpha = 55°$，$\beta = 74°$。

超声诊断

左髋：（Graf法）Ⅱb型髋关节（建议干预治疗4周后复查）。

9.病史资料 女婴，4月龄，体检发现腿纹不对称，行髋关节超声检查，超声图像如图4-50所示。

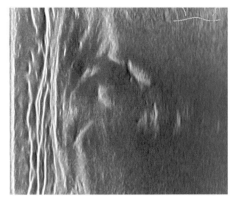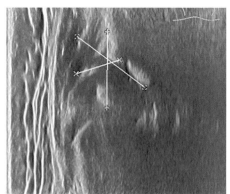

图4-50　Ⅱb型髋关节

女婴，4月龄，左髋（α＝54°，β＝79°）

超声描述

左侧：骨软骨交界显示清晰，髋臼软骨顶覆盖股骨头，股骨头形态规则，内可见骨化核，关节滑膜皱襞显示清晰，髋臼盂唇边缘锐利，位于股骨头外上方，髂骨平原显示平直，骨缘区圆钝，骨缘可见，髂骨下肢显示清晰。

髋关节 α＝54°，β＝79°。

超声诊断

左髋：（Graf法）Ⅱb型髋关节（建议干预治疗4周后复查）。

（五）Ⅱc型髋关节

Ⅱc型髋关节，α角为43°～49°，β角≤77°。Ⅱc型髋关节为明显发育不良髋关节，为脱位的早期阶段（pre-dislocation stage），需干预治疗（图4-51，图4-52）。

1.病史资料　女婴，2月龄，体检发现腿纹不对称，行髋关节超声检查，超声图像如图4-51所示。

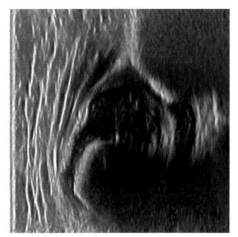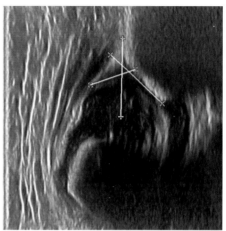

图 4-51 Ⅱ c型髋关节

女婴，2月龄，右髋（α＝49°，β＝70°）

超声描述

右侧：骨软骨交界显示清晰，髋臼软骨顶覆盖股骨头，股骨头形态规则，内未见骨化核，关节滑膜皱襞显示清晰，髋臼盂唇边缘锐利，位于股骨头外上方，髂骨平原显示平直，骨缘区平坦，骨缘未见，髂骨下肢显示清晰。

髋关节 α＝49°，β＝70°。

超声诊断

右髋：（Graf法）Ⅱ c型髋关节（建议干预治疗4周后复查）。

2.病史资料 女婴，39日龄，体检发现腿纹不对称，行髋关节超声检查，超声图像如图4-52所示。

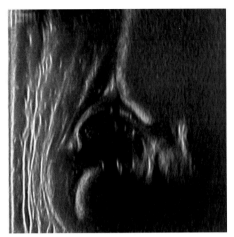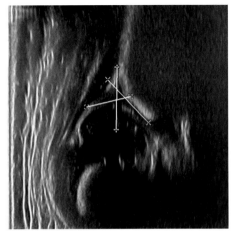

图4-52　Ⅱc型髋关节

女婴，第二胎，臀位，剖宫产，39日龄，左髋（α＝45°，β＝76°）

超声描述

左侧：骨软骨交界显示清晰，髋臼软骨顶覆盖股骨头，股骨头形态规则，内未见骨化核，关节滑膜皱襞显示清晰，髋臼盂唇边缘锐利，位于股骨头外上方，髂骨平原显示平直，骨缘区平坦，骨缘未见，髂骨下肢显示清晰。

髋关节 α＝45°，β＝76°。

超声诊断

左髋：（Graf法）Ⅱc型髋关节（建议干预治疗4周后复查）。

三、D型髋关节

Ⅱc型髋关节如果未及时干预治疗，由于髋臼骨顶发育差，髋关节可能发生脱位，股骨头使髋臼软骨顶向上移位（盂唇随之上移），从而β角增大，而髋臼骨顶保持不变，即α角不变。所以D型髋关节角度范围为α角为43°～49°，β角＞77°，其为明显发育不良髋关节。研究人员认为D型髋关节是脱位第一阶段（first stage of decentering），与Ⅱc型髋关节的区别仅仅在于β角的大小，需干预治疗（图4-53～图4-55）。

1.病史资料　女婴，33日龄，体检发现腿纹不对称，行髋关节超声检查，超声图像如图4-53所示。

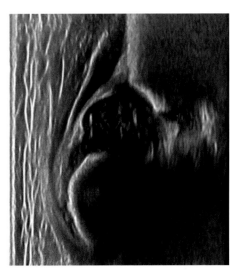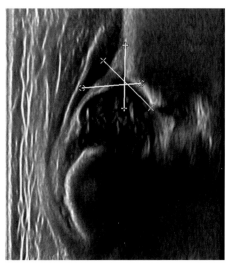

图4-53　D型髋关节

女婴，33日龄，左髋（$\alpha = 47°$，$\beta = 85°$）

超声描述

左侧：骨软骨交界显示清晰，髋臼软骨顶覆盖股骨头，股骨头形态规则，内未见骨化核，关节滑膜皱襞显示清晰，髋臼盂唇边缘锐利，位于股骨头外上方，髂骨平原显示平直，骨缘区圆钝，骨缘未见，髂骨下肢显示清晰。

髋关节 $\alpha = 47°$，$\beta = 85°$。

超声诊断

左髋：（Graf法）D型髋关节（建议干预治疗4周后复查）。

2.*病史资料*　女婴，37日龄，体检发现腿纹不对称，行髋关节超声检查，超声图像如图4-54所示。

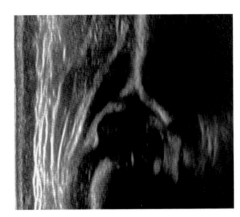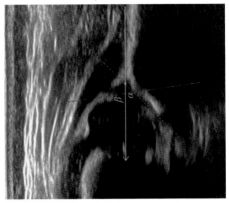

图4-54　D型髋关节

女婴，37日龄，第一胎，顺产，左髋（$\alpha=46°$，$\beta=82°$）

超声描述

左侧：骨软骨交界显示清晰，髋臼软骨顶覆盖股骨头，股骨头形态规则，内未见骨化核，关节滑膜皱襞显示清晰，髋臼盂唇边缘锐利，位于股骨头外上方，髂骨平原显示平直，骨缘区平坦，骨缘未见，髂骨下肢显示清晰。

髋关节 $\alpha=46°$，$\beta=82°$。

超声诊断

左髋：（Graf法）D型髋关节（建议干预治疗4周后复查）。

3.*病史资料*　女婴，43日龄，体检发现腿纹不对称，行髋关节超声检查，超声图像如图4-55所示。

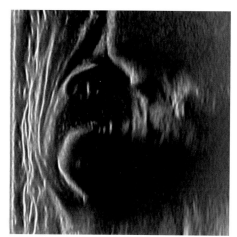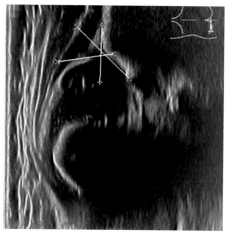

图4-55　D型髋关节

女婴，43日龄，第一胎，顺产，左髋（ $\alpha=48°$ ， $\beta=80°$ ）

超声描述

左侧：骨软骨交界显示清晰，髋臼软骨顶覆盖股骨头，股骨头形态规则，内未见骨化核，关节滑膜皱襞显示清晰，髋臼盂唇边缘锐利，位于股骨头外上方，髂骨平原显示平直，骨缘区圆钝，骨缘未见，髂骨下肢显示清晰。

髋关节 $\alpha=48°$ ， $\beta=80°$ 。

超声诊断

左髋：（Graf法）D型髋关节（建议干预治疗4周后复查）。

四、Ⅲ型髋关节

Ⅲ型髋关节的 α 角 $\leqslant42°$ ，为脱位髋关节，髋臼骨顶严重发育不良，骨缘区平坦，股骨头发生脱位，大部分髋臼软骨顶被脱位的股骨头推向头侧移位，只有少部分被推向足侧（图4-56～图4-62）。

1.病史资料　女婴，43日龄，体检发现腿纹不对称，双腿不等长，行髋关节超声检查，超声图像如图4-56所示。

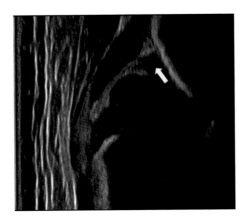

图4-56　Ⅲ型髋关节（左髋）

女婴，43日龄，左侧股骨头向上、向外侧脱位，骨缘区平坦，骨顶形态差，软骨膜被脱位股骨头推向头侧（白箭头所示）

超声描述

左侧：骨软骨交界显示清晰，股骨头形态规则，股骨头向上、向外侧脱位，内未见骨化核，髋臼软骨顶被脱位股骨头推向头侧，关节滑膜皱襞显示清晰，髋臼盂唇形态改变，位于股骨头上方，骨缘区平坦，骨缘未见。

超声诊断

左髋：（Graf法）Ⅲ型髋关节（建议干预治疗4周后复查）。

2.病史资料　女婴，63日龄，体检发现腿纹不对称，行髋关节超声检查，超声图像如图4-57所示。

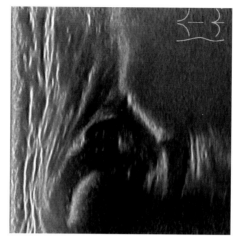

图 4-57　Ⅲ型髋关节（右髋）

女婴，63日龄，第一胎，右侧骨缘区平坦，骨顶形态差

超声描述

右侧：骨软骨交界显示清晰，股骨头形态规则，股骨头向上、向外侧脱位，内未见骨化核，髋臼软骨顶被脱位股骨头推向头侧，关节滑膜皱襞显示清晰，髋臼盂唇形态改变，位于股骨头上方，骨缘区平坦，骨缘未见。

超声诊断

右髋:（Graf法）Ⅲ型髋关节（建议干预治疗4周后复查）。

3.病史资料　女婴，51日龄，第二胎，双胞胎，体检发现腿纹不对称，双腿不等长，行髋关节超声检查，超声图像如图4-58所示。

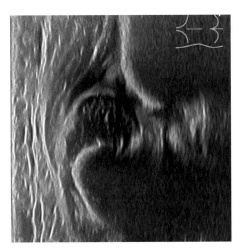

图4-58　Ⅲ型髋关节（右髋）

女婴，51日龄，第二胎，双胞胎，右侧股骨头向上、向外侧脱位，骨缘区平坦，骨顶形态差，软骨膜位于股骨头上方

超声描述

右侧：骨软骨交界显示清晰，股骨头形态规则，股骨头向上、向外侧脱位，内未见骨化核，髋臼软骨顶被脱位股骨头推向头侧，关节滑膜皱襞显示清晰，髋臼盂唇形态改变，位于股骨头上方，骨缘区平坦，骨缘未见。

超声诊断

右髋：（Graf法）Ⅲ型髋关节（建议干预治疗4周后复查）。

4.病史资料　女婴，33日龄，第二胎，体检发现腿纹不对称，双腿不等长，行髋关节超声检查，超声图像如图4-59所示。

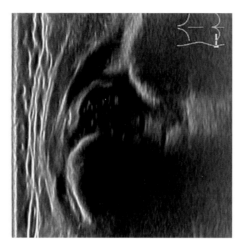

图4-59　Ⅲ型髋关节（左髋）

女婴，33日龄，第二胎，左侧股骨头向上、向外侧脱位，骨缘区平坦，骨顶形态差，软骨膜位于股骨头上方

超声描述

左侧：骨软骨交界显示清晰，股骨头形态规则，股骨头向上、向外侧脱位，内未见骨化核，髋臼软骨顶被脱位股骨头推向头侧，关节滑膜皱襞显示清晰，髋臼盂唇形态改变，位于股骨头上方，骨缘区平坦，骨缘未见。

超声诊断

左髋：（Graf法）Ⅲ型髋关节（建议干预治疗4周后复查）。

5.病史资料　女婴，65日龄，第二胎，体检发现腿纹不对称，双腿不等长，行髋关节超声检查，超声图像如图4-60所示。

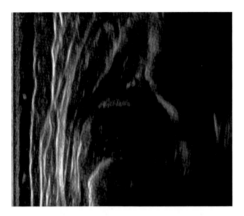

图4-60 Ⅲ型髋关节（左髋）

女婴，65日龄，第一胎，臀位产，左侧股骨头向上、向外侧脱位，骨缘区平坦，骨顶形态差，软骨膜位于股骨头上方

超声描述

左侧：骨软骨交界显示清晰，股骨头形态规则，股骨头向上、向外侧脱位，内未见骨化核，髋臼软骨顶被脱位股骨头推向头侧，关节滑膜皱襞显示清晰，髋臼盂唇形态改变，位于股骨头上方，骨缘区平坦，骨缘未见。

超声诊断

左髋：（Graf法）Ⅲ型髋关节（建议干预治疗4周后复查）。

6.病史资料　女婴，4月龄，第一胎，体检发现腿纹不对称，双腿不等长，行髋关节超声检查，超声图像如图4-61所示。

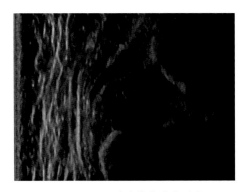

图4-61　Ⅲ型髋关节（左髋）

女婴，4月龄，第一胎，左侧股骨头向上、向外侧脱位，骨缘区平坦，骨顶形态差，软骨膜位于股骨头上方

超声描述

左侧：骨软骨交界显示清晰，股骨头形态规则，股骨头向上、向外侧脱位，内未见骨化核，髋臼软骨顶被脱位股骨头推向头侧，关节滑膜皱襞显示清晰，髋臼盂唇形态改变，位于股骨头上方，骨缘区平坦，骨缘未见。

超声诊断

左髋：（Graf法）Ⅲ型髋关节（建议干预治疗4周后复查）。

7.病史资料　女婴，61日龄，第一胎，体检发现腿纹不对称，双腿不等长，行髋关节超声检查，超声图像如图4-62所示。

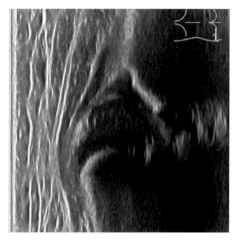

图4-62　Ⅲ型髋关节（左髋）
女婴，第一胎，61日龄，左侧股骨头向上、向外侧脱位，骨缘区平坦

超声描述

左侧：骨软骨交界显示清晰，股骨头形态规则，股骨头向上、向外侧脱位，内未见骨化核，髋臼软骨顶被脱位股骨头推向头侧，关节滑膜皱襞显示清晰，髋臼盂唇形态改变，位于股骨头上方，骨缘区平坦，骨缘未见。

超声诊断

左髋：（Graf法）Ⅲ型髋关节（建议干预治疗4周后复查）。

五、Ⅳ型髋关节

Ⅳ型髋关节的α角≤42°，为脱位髋关节，当股骨头进一步往上、往后移位后，由于关节腔的空间有限，使髋臼软骨顶被脱位股骨头推向足侧移位（图4-63）。α角≤42°，预示着髋臼骨缘区平坦，髋臼软骨顶不能将股骨头固定于髋臼内，因此股骨头可脱出于髋臼外，髋关节是Ⅲ型还是Ⅳ型取决于髋臼软骨顶的变形程度及位置，而不是α角的大小，因此不能通过α角的大小来区分是Ⅲ型还是Ⅳ型。

病史资料　女婴，41日龄，第一胎，臀位产，发现腿纹不对称，双腿不等长，行髋关节超声检查，超声图像如图4-63所示。

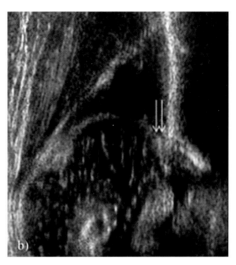

图4-63　Ⅳ型髋关节

女婴，41日龄，髋臼软骨顶被脱位股骨头推向足侧（白箭头所示）

超声描述

左侧：骨软骨交界显示不清晰，股骨头形态改变，股骨头向上、向外侧脱位，内未见骨化核，髋臼软骨顶被脱位股骨头推向足侧，回声增强，关节滑膜皱襞显示不清晰，髋臼盂唇形态改变，位于股骨头上缘下方，骨缘区平坦，骨缘未见。

超声诊断

左髋：（Graf法）Ⅳ型髋关节（建议干预治疗4周后复查）。

第五章

Graf法婴儿髋关节超声检查常见疑问解答

在我国，无论是社区卫生院还是三甲医院均有开展婴儿髋关节超声检查，但目前我国对这方面的规范化培训很少，导致医师在髋关节超声检查工作的不同时期会遇到不同疑问，检查者之间也存在争议。笔者在工作中查阅了相关文献，查到了一些答案，但是仍有一部分疑问无法得到解答，笔者均向Graf教授请教，并得到回复。本章主要简要介绍髋关节超声检查工作中遇到的一部分问题，供大家参考，相信这些问题也曾经困扰过大家。

一、超声普查或选择性筛查

对婴儿进行超声普查还是在体格检查发现异常的情况下选择性进行超声筛查一直是一个有争议的话题，德国、奥地利、瑞士等国对出生后婴儿均进行超声普查，但是美国不推荐对所有新生儿进行超声普查，仅建议在体格检查发现异常或者有高危因素的情况下选择性进行超声筛查。我国《发育性髋关节发育不良临床诊疗指南（0～2岁）》建议对临床体格检查阳性或存在DDH高危因素者（臀位产、阳性家族史和怀疑髋关节不稳定）选择性行超声检查，对有医疗条件的地区可采用超声普查[1]，因此在我国进行新生儿超声普查也是合理的。Graf教授认为："超声无论是对新生儿普查还是对高危婴儿筛查均需取决于不同国家的卫生体系，以及不同地区的疾病发生率"。因此，对于发达地区，医疗资源充足的地区可对新生儿进行超声普查。

92

二、超声检查开始时间

对于髋关节超声检查时机的选择，不同国家和地区存在差异。奥地利等国是在婴儿出生后就进行髋关节超声检查，总体来说他们认为越早检查越好，早发现、早治疗。我国一般在出生后没有立刻进行髋关节超声检查，而是在出生后4～6周体格检查发现异常后再进行超声检查，因为满月后需要去当地卫生院进行体检，一般是体格检查发现臀纹不对称等体征时，会建议进行髋关节超声检查。笔者认为，髋关节超声检查越早进行越好。

三、超声检查结束时间

在我国，很多超声医师认为6月龄及以下的婴儿才能做髋关节超声检查，对于6月龄以上的婴儿就拒绝超声检查，这是个错误的认知。因为只要髂骨下肢可清晰显示，超声能够穿过标准切面，就可以进行超声检查，不一定要6月龄及以下，一般12月龄前都可以用超声评估髋关节发育情况。笔者认为，当股骨头内部骨化核不足以阻挡髂骨下肢时，就可以进行超声检查（图5-1）。

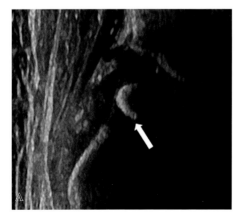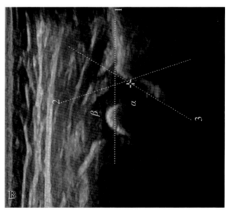

图5-1　6月龄以上婴儿髋关节检查结果

男婴，8月龄，右髋可见股骨头内骨化核（A，白箭头所示），但其未遮挡髂骨下肢，可进行测量（B），最后确定为Ⅰ型髋关节（$\alpha=60°$，$\beta=72°$）

四、图像方位

图像方位一直困扰着初学者，因超声医师习惯将探头mark（标记）朝向被检查者头侧，但婴儿髋关节超声检查不同于以往超声检查的探头朝向。医师希望能够获得类似患者右侧站立位髋关节X线图，因为这个图片更适合进行解剖结构的判断，有利于图像识别，提高检查准确性（图5-2）。部分品牌机器可提供实时旋转图像，以获得Graf教授要求的图像方位。

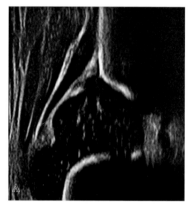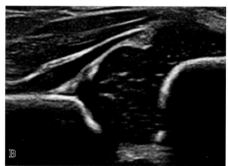

图5-2　图像方位图

同一个标准切面图片不同方位。A. Graf教授要求的图像方位（类似右侧站立位X线片，推荐）；B.我国超声医师普遍打出的图像方位（不推荐）

五、骨缘无回声失落

骨缘为髋关节超声术语，定义为骨性髋臼凹面的最外侧部分，即骨性髋臼凹面向凸面转折的点。通常情况下，在凹面向凸面转折点的内侧可见一声影，为声波在凸面全反射所致。但在检查过程中笔者发现，部分患者骨缘后方无回声失落即声影不明显，影响软骨顶线的测量，可通过以下2种方法解决。第一种方法，即降低整体增益，回声失落有可能会出现（图5-3），假如通过第一种方法还是无法解决，可以采用第二种方法，即从髂骨下肢往上找，由凹面向凸面变化比较大的点，即转折处被认为是骨缘点（图5-4）。

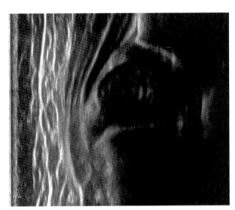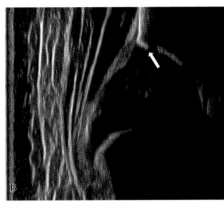

图5-3　不同增益对骨缘的显示

A.增益10dB，骨缘回声失落不明显；B.降低增益至1dB，可清晰显示骨缘

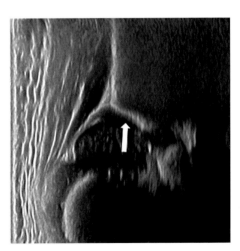

图5-4　回声失落不明显

当骨缘回声失落不明显时，由凹面向凸面转折的点被认为是骨缘点

六、如何识别髂骨下肢

检查过程中医师通过微调探头来确定髂骨下肢位置，其为骨性髋臼最下方的点，显示为高回声。但髂骨下肢周围有时可见圆韧带附着点、脂肪、血窦、纤维组织等，不能误认为是髂骨下肢（图5-5），医师需要通过微调探头，动态检查判断髂骨下肢情况（见图2-9）。

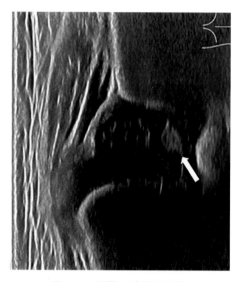

图5-5　髂骨下肢周围结构

髂骨下肢周围可见圆韧带附着点，呈高回声（白箭头所示），切勿和髂骨下肢混淆

七、基线是否都是一条垂直线

基线的定义为以近端软骨膜移行为骨膜的点为中心所做的与髂骨的切线。基线一般为一条垂直线，但当骨缘区圆或者平坦时且近端软骨膜移行为骨膜的位置比较靠下方的时候，基线会向髂骨下肢方向倾斜，此时基线就不是一条垂直线（图5-6）。

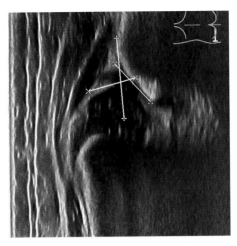

图5-6　骨缘区平坦

骨缘区平坦，基线向髂骨下肢方向倾斜

八、Ⅲ、Ⅳ型髋关节的区别

Ⅲ型、Ⅳ型髋关节均为脱位髋关节，但Ⅲ型、Ⅳ型髋关节不是通过测量来区分，而是看形态学即软骨膜走行来区分，Ⅲ型髋关节软骨膜被脱位股骨头大部分向头侧推移，当疾病进一步进展之后发展为Ⅳ型髋关节，其软骨膜被脱位股骨头向足侧推移。很多人会有疑问，既然Ⅲ型、Ⅳ型髋关节通过形态学区分，也不需要测量就可以做出诊断，那为何表3-1内Ⅲ型、Ⅳ型髋关节定义α角均≤42°呢？正确的解释是Ⅲ型、Ⅳ型髋关节基本不是通过测量来确定分型的，但极少数Ⅲ型髋关节因为脱位程度不明显，不测量很难判断，因此需要通过测量来确定。

九、Ⅰ型髋关节在什么情况下会退化

我们在临床工作中会发现之前检查过的婴儿再次过来复查时，原本报告Ⅰ型髋关节，现在检查后发现变成了非Ⅰ型髋关节，对于这个问题也会时常困惑检查人员。Graf教授认为原本Ⅰ型髋关节在以下4种情况下会转变成其他类型髋关节，它们分别是：①错误的诊断，即原本就是一个非Ⅰ型髋关节，但是由于检查方法不规范等，导致误认为其为Ⅰ型髋关节，再次复查时，诊断正确；②神经肌肉异常（如双侧瘫痪）；③髋关节渗出液，即原为Ⅰ型髋关节，由于病变等致髋关节内积液产生，导致关节腔膨胀，继而股骨头脱位，最后导致髋关节发育不良；④早期脱位的髋关节经过治疗后变为Ⅰ型，即治疗后变为Ⅰ型的髋关节要密切随访，以防再次脱位。

十、双侧α角大小是否需要一样

　　α角为基线与骨顶线之间的夹角，用来评价骨性髋臼发育形态，α角有一定范围区间，从大量的统计数据分析，Graf教授得出结论认为α角≥60°就可以认为是一个发育正常髋关节（骨缘区台阶样改变的病例除外），因此不需要双侧角度相同。实际工作中，双侧α角的角度一样的情况比较少见（图5-7）。

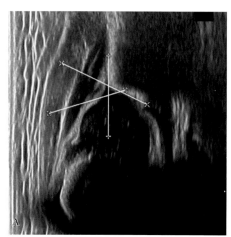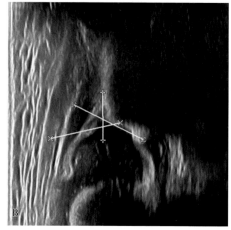

图5-7　双侧Ⅰb型髋关节

男婴，10周龄，左髋（α＝73°，A），右髋（α＝64°，B）

十一、稳定髋关节和不稳定髋关节的区分

所有Ⅰ型、Ⅱ型髋关节都是中心性髋关节，即非脱位髋关节，D型、Ⅲ型及Ⅳ型髋关节为非中心性髋关节，即脱位髋关节。所有非中心性髋关节都是不稳定髋关节，Ⅰ型、Ⅱb型髋关节均为稳定髋关节，Ⅱc型髋关节需要通过压力试验区分是稳定髋关节还是不稳定髋关节，如果Ⅱc型髋关节在压力试验下变成D型髋关节，则认为其为Ⅱc型不稳定髋关节，相反，如果Ⅱc型髋关节在压力试验下不能变成D型髋关节，则认为其为Ⅱc型稳定髋关节。区分髋关节的稳定与不稳定对于治疗方案的确定是非常重要的。

十二、早产儿的髋关节分型

早产儿的髋关节按照婴儿出生后的年龄进行分型，但决定治疗方案时应考虑婴儿的早产时间。例如，一名13周龄婴儿，早产6周，检查显示α角为58°，按照出生年龄，其为Ⅱb型髋关节，但考虑到早产6周，其实际髋关节年龄仅为7周龄，因此髋关节有望在12周龄末发育为Ⅰ型髋关节，所以不需要治疗，仅需要随访。

十三、关于坐骨、耻骨显示

关于坐骨、耻骨是否一定不能显示，在我国医师中存在争议。有学者认为标准平面内是一定不能显示坐骨的，他们认为打出标准平面的声束是穿过坐骨与耻骨之间的Y形软骨，因此不能显示坐骨与耻骨，若显示，则认为声束发生倾斜。临床工作中打出标准平面后显示坐骨、耻骨的情况很少见，但是偶尔会显示且难以避免。关于这个问题，Graf教授认为，标准平面内显示

坐骨或耻骨也是可以的，"标准切面内一定不能显示坐骨和耻骨"这句话是错误的（图5-8）。

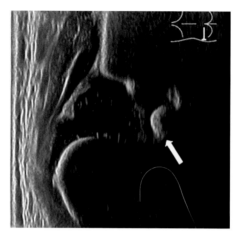

图5-8　耻骨

标准切面内可见耻骨，呈强回声（白箭头所示）

参 考 文 献

［1］中华医学会小儿外科分会骨科学组，中华医学会骨科学分会小儿创伤矫形学组. 发育性髋关节发育不良临床诊疗指南（0 ～ 2岁）［J］. 中华骨科杂志，2017，37（11）：641-650.

第六章

Graf法婴儿髋关节超声检查技巧

标准切面的获得需要各方面互相协作，本章介绍笔者在婴儿髋关节超声检查工作中的一些小技巧，供大家参考。

一、保持安静

检查过程中保持婴儿安静非常有利于髋关节超声的检查，因为标准切面是通过微调探头打出来的，假如婴儿活动明显，特别是下肢活动，非常不利于髋关节超声检查。因此在检查过程中保持婴儿的安静状态非常重要，笔者认为3月龄以下婴儿检查时活动较少，容易检查，随着月龄增长，下肢活动越来越频繁且有力，不利于检查。以下是笔者工作中让婴儿保持安静的方法：婴儿入睡、检查过程中奶瓶喂奶（图6-1）、检查中用玩具逗婴儿、使用Graf教授要求的特殊检查装置等（图3-2）。检查过程中婴儿躺在婴儿位置固定装置内，固定装置海绵紧贴婴儿身体，就像妈妈抱着婴儿使其非常有安全感，检查过程中不需要药物镇静。

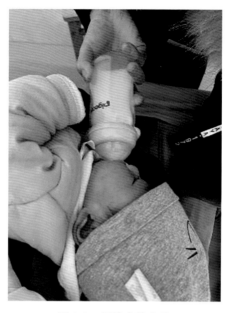

图6-1　保持安静方法

检查过程中奶瓶喂奶有助于保持婴儿安静

二、衣着检查

为防止婴儿检查过程中排泄，医师在检查时仅把检查侧尿不湿撕开（图6-2），因婴儿躺在婴儿位置固定装置内，尿不湿仍紧贴婴儿身体，以免检查过程中婴儿排泄，排泄物污染检查人员及检查设备。

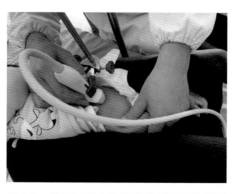

图6-2　检查过程中仅把检查侧尿不湿撕开

三、规律检查

婴儿髋关节超声检查有严格的检查流程（详见第三章）。除检查流程外，医师在检查过程中应有一定的规律，建议先检查左侧髋关节，再检查右侧髋关节，以免发生左右侧错误。

四、双手操作

婴儿髋关节超声检查一定要双手操作，双手均握住探头最下缘（标准切面是在探头微调下打出来的，双手握住探头最下缘有利于打出标准切面），同时左手要搭着婴儿下肢，以免下肢活动幅度大而影响检查（图6-3）。

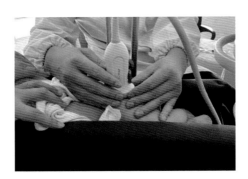

图6-3　双手操作

检查过程中双手握住探头最下缘，左手搭在婴儿下肢

五、脚踩冻结

脚踩冻结在婴儿髋关节超声检查中至关重要，因为检查时医师是双手操作，当打出标准切面后假如检查者伸手去冻结图片，万一婴儿移动，标准切

面也会消失，脚踩冻结可以解决这个问题（图6-4），但是我国在髋关节超声检查中使用脚踩冻结图片的医院很少，故有推广价值。

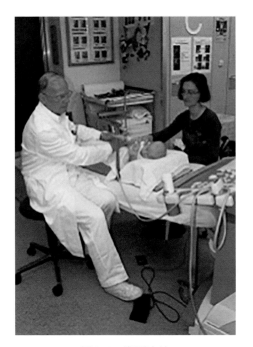

图6-4　脚踩冻结
Graf教授在检查过程中脚踩冻结场景

六、指甲剪短

检查者在检查前需要把指甲剪短，以免在检查过程中刺激到婴儿，要尽量让婴儿保持安静的状态检查。

第七章

发育性髋关节发育不良治疗方法

对DDH的基本原则应做到早期诊断、早期治疗，髋关节超声检查的价值应由临床治疗的成功率来评价，不准确的诊断不能准确地描述髋关节病理-解剖学状态，因此正确诊断、精准分型非常重要。治疗不仅要考虑到髋关节的生物力学行为，还要考虑到与年龄有关的髋关节发育潜能。以往的治疗依据临床检查或X线检查结果，而现在是通过超声来确定髋臼骨顶和软骨顶的病理解剖学改变。依据治疗基本原理，结合超声所见来确定最后的治疗方案。

髋关节超声检查只关系到诊断的准确性，如果临床处理不当，即使诊断正确，患儿也不会有好的预后。其治疗目的包括：①逆转髋关节病理-解剖学改变，使其恢复与年龄相符合的正常状态，使髋关节中心复位；②维持髋关节稳定的复位，充分利用髋关节自身固化潜力；③促进髋关节正常生长和发育，髋关节的成熟与骨化潜能与婴儿年龄有关，因此出生后需尽早开始必要的治疗；④要避免对髋关节的损伤，尤其是髋臼顶的发育区，避免发生股骨头坏死，减少并发症的发生。

一、非手术治疗方法

对0～6月龄的DDH患儿，应用髋关节屈曲外展挽具或支具是主要的治疗方式。治疗方法分为以下几个阶段。

诊断：尽早超声诊断可以使治疗时间明显缩短，但是总有一些病例治疗开始的时间太晚，以至于脱位的股骨头不能通过手法或其他方法复位到髋臼内。

复位：所有髋关节脱位（D型、Ⅲ型、Ⅳ型）都需要复位，可以通过手法牵引复位或复位装置（如Pavlik挽具）将脱位的股骨头复位到原来的髋臼内。由于髋关节脱位后，软骨顶被脱位的股骨头挤压、变形，因此有时候不能做到完全复位。最低要求是股骨头要位于髋臼口处，使股骨头在微小的运动中有机会进入髋臼的深部。

固定：股骨头复位到髋臼内后，还有可能再次脱位，因此所有不稳定髋关节及脱位后复位的髋关节均要进行固定。固定要求髋关节屈曲100°（至少为90°）同时髋关节外展60°呈蛙式位，任何固定装置均需满足以上2点。

成熟：这个阶段能够使髋关节完全治愈，固定平均时间约4周，佩戴时间为每天23小时，允许洗澡。4周后复查，若超声恢复正常则终止治疗，若仍存在异常，则继续佩戴4周。对于3月龄及以下的患儿，一般在12周内完成治疗。3月龄以上的患儿，佩戴时间会延长，全部治疗时间约为月龄的2倍，至体格检查、超声和X线片完全正常。如患儿在5～6月龄开始治疗，Pavlik挽具可佩戴至8～9月龄。这个阶段髋关节禁止做伸直活动。

Pavlik挽具治疗的并发症：①Pavlik病，如果佩戴后长期无法复位，持续后脱位的股骨头会挤压髋臼，导致髋臼后壁损伤；②股骨头坏死，文献报道发生率为2.4%；③过度屈曲导致的向下脱位；④其他并发症，如皮肤损伤、膝关节脱位。

出生后最初的6周内α角的角度增长最为明显，此阶段髋关节的发育潜能最大，6～12周α角的角度仍在增长，但3月龄后髋臼固化潜能开始平缓，仅缓慢上升，α角的角度增长缓慢。因此医师诊断和治疗DDH最晚要在出生后第6周开始。

二、手术治疗方法

6～18月龄DDH患儿的治疗目的：中心复位并维持复位，防止股骨头坏死。治疗方式可选择闭合复位和切开复位，闭合复位为首选。

　　闭合复位：在全麻下进行，术中可行髋关节造影证实复位效果。闭合复位前根据内收肌是否紧张行内收长肌切断，必要时同时切断髂腰肌肌腱。以轻柔的Ortolani手法复位，并记录最大外展度数及内收脱位时的外展度数，两者的差值为复位安全区。内收肌和髂腰肌的松解有助于增加安全区，同时记录是否需要内旋来维持复位。

　　切开复位：如果没有达到稳定的中心复位，则应考虑髋关节切开复位。切开复位可采用内侧入路。内侧入路的优点为分离范围较小，出血少。缺点：①视野小，可能会损伤旋股内侧动脉，从而增加股骨头坏死的风险；②通过内侧入路无法进行关节囊的修整与缝合。

第八章

发育性髋关节发育不良超声随访病例

　　如前所述，对DDH的基本原则应做到早期诊断、早期治疗，早期确诊后治疗方法简单，治疗效果好，几乎没有后遗症。超声检查过程中发现的均为月龄小的病例（笔者临床工作中发现的异常病例一般在3月龄以下），经过单纯随访或者Pavlik挽具干预治疗后基本获得满意结果。本章仅分享单纯随访和Pavlik挽具干预治疗后病例。

　　病例1　女婴，32日龄，第一胎，臀先露，有伸髋并腿襁褓史（图8-1～图8-7）

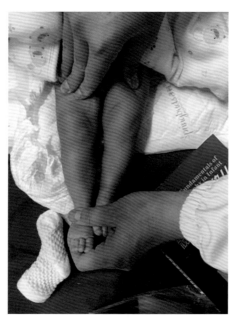

图8-1　双腿所示
双腿不等长、不等粗（左腿短、细）

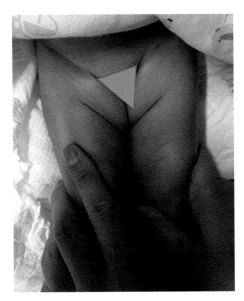

图8-2　腿纹不对称

双侧腿纹不对称，患侧皮纹较健侧深陷

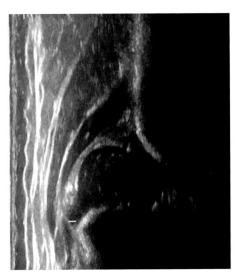

图8-3　Ⅲ型髋关节（左髋）

左侧股骨头向上、向外侧脱位，骨缘区平坦，骨顶形态差，软骨膜位于股骨头上方

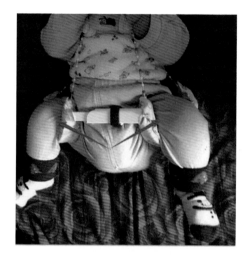

图8-4　治疗方法

Pavlik挽具干预治疗（屈髋同时外展）

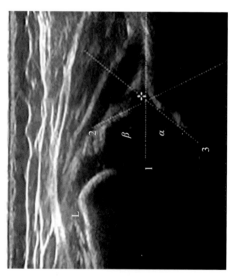

图8-5　Ⅱa⁻型髋关节

　　治疗后随访：2月龄，Pavlik挽具干预治疗21日后复查，测量显示，$\alpha = 52°$，$\beta = 64°$（此图软骨顶线存在错误，应为盂唇中心与骨缘相连）

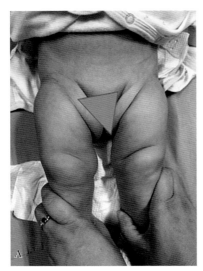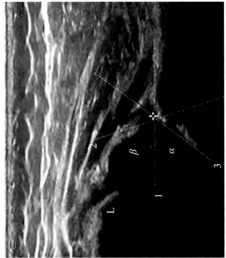

图8-6 Ⅱb型髋关节

治疗后随访：3⁺月龄，Pavlik挽具干预治疗51日后复查。A.双侧腿等长、粗细相等；B.测量显示α＝54°，β＝72°（此图软骨顶线存在错误，应为盂唇中心与骨缘相连）

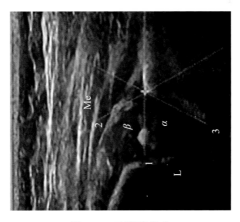

图8-7 Ⅰ型髋关节

治疗后随访：9月龄，Pavlik挽具干预治疗完成后随访复查，骨缘区锐利，骨顶形态良好，测量显示α＝63°，β＝61°（此图软骨顶线存在错误，应为盂唇中心与骨缘相连）

病例2 女婴，56日龄，第二胎，35周前为臀位（图8-8～图8-11）

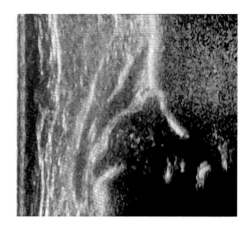

图8-8 Ⅲ型髋关节（右髋）

右侧股骨头向上、向外侧脱位，骨缘区平坦，骨顶形态差，软骨膜位于股骨头上方

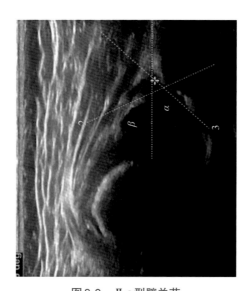

图8-9 Ⅱc型髋关节

治疗后随访：91日龄，Pavlik挽具干预治疗30日后复查，测量显示$\alpha=49°$，$\beta=66°$

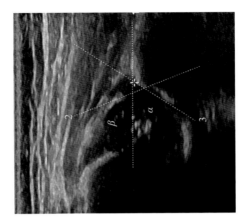

图8-10　Ⅱb型髋关节

治疗后随访：122日龄，Pavlik挽具干预治疗60日后复查，测量显示 $\alpha = 58°$，$\beta = 69°$

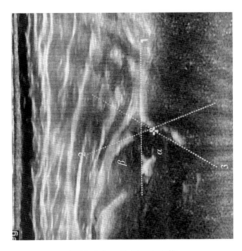

图8-11　Ⅰ型髋关节

治疗后随访：150日龄，Pavlik挽具干预治疗90日后复查，骨缘区锐利，骨顶形态良好，测量显示 $\alpha = 60°$，$\beta = 69°$

病例3 男婴，34日龄，第一胎，顺产（图8-12～图8-16）

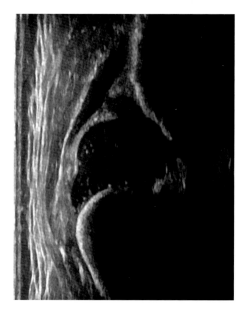

图8-12 Ⅲ型髋关节（左髋）

左侧股骨头向上、向外侧脱位，骨缘区平坦，骨顶形态差，软骨膜位于股骨头上方

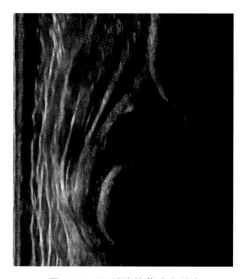

图8-13 Ⅲ型髋关节（左髋）

治疗后随访：53日龄，Pavlik挽具干预治疗16日后复查，左侧股骨头稍向下回位，骨缘区平坦，骨顶形态差，软骨膜位于股骨头上方

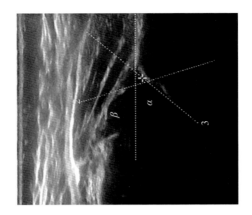

图8-14　Ⅱa⁻型髋关节

治疗后随访: 88日龄, Pavlik挽具干预治疗51日后复查, 测量显示α＝51°, β＝73°

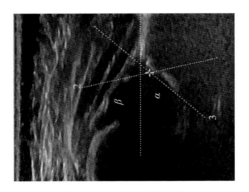

图8-15　Ⅱb型髋关节

治疗后随访: 123日龄, Pavlik挽具干预治疗76日后复查, 测量显示α＝51°, β＝78°

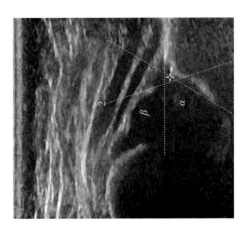

图8-16　Ⅰ型髋关节

治疗后随访: 143日龄, Pavlik挽具干预治疗106日后复查, 骨缘区台阶样改变, 骨顶形态良好, 测量显示α＝60°, β＝72°

病例4　男婴，34日龄，第一胎，顺产（图8-17～图8-21）

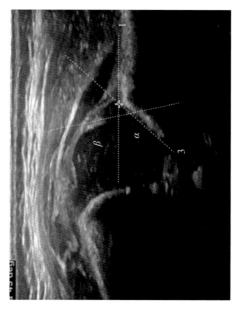

图8-17　D型髋关节（右髋）

右侧骨缘区平坦，骨顶形态差，测量显示 $\alpha = 49°$，$\beta = 78°$

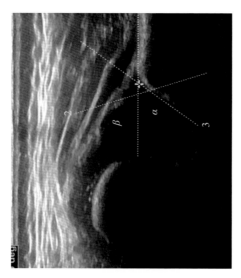

图8-18　Ⅱa⁻型髋关节

治疗后随访：53日龄，Pavlik挽具干预治疗16日后复查，测量显示 $\alpha = 55°$，$\beta = 73°$

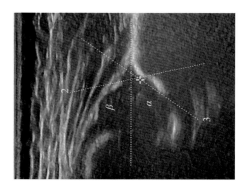

图8-19 Ⅱa型髋关节

治疗后随访: 88日龄, Pavlik挽具干预治疗51日后复查, 骨缘区钝, 测量显示α = 56°, β = 78°

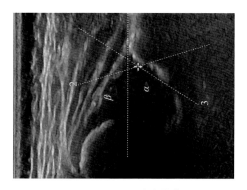

图8-20 Ⅱb型髋关节

治疗后随访: 123日龄, Pavlik挽具干预治疗76日后复查, 测量显示α = 58°, β = 73°

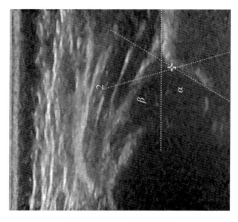

图8-21 Ⅰ型髋关节

治疗后随访: 143日龄, Pavlik挽具干预治疗106日后复查, 骨缘区钝, 骨顶形态良好, 测量显示α = 60°, β = 74°

病例5　女婴，37日龄，第一胎，顺产（图8-22～图8-24）

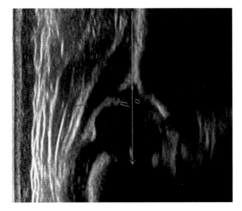

图8-22　D型髋关节（左髋）

左侧骨缘区平坦，骨顶形态差，测量显示 $\alpha = 46°$，$\beta = 82°$

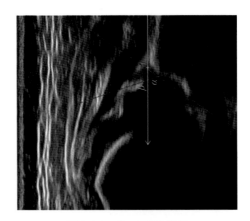

图8-23　Ⅱa⁻型髋关节

治疗后随访：56日龄，Pavlik挽具干预治疗18日后复查，骨缘区钝，骨顶形态良好，测量显示 $\alpha = 56°$，$\beta = 72°$

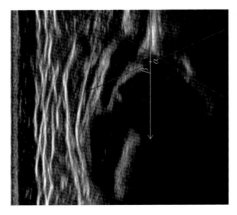

图8-24　Ⅰ型髋关节

治疗后随访：105日龄，Pavlik挽具干预治疗67日后复查，骨缘区锐利，骨顶形态良好，测量显示 $\alpha = 60°$，$\beta = 67°$

病例6　女婴，48日龄，第一胎，顺产（图8-25～图8-27）

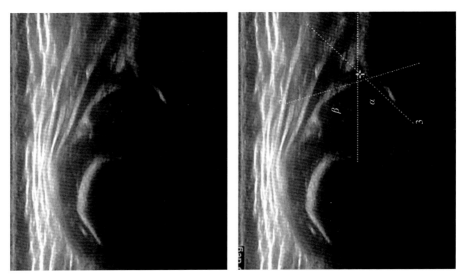

图8-25　Ⅱc型髋关节（右髋）

右侧骨缘区平坦，骨顶形态差，测量显示 $\alpha = 48°$，$\beta = 74°$

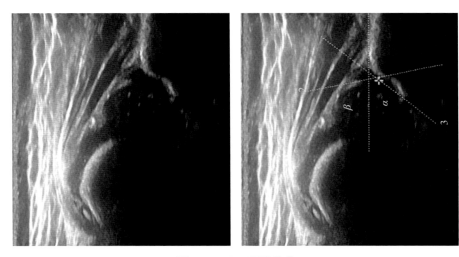

图8-26　Ⅱa 型髋关节

治疗后随访：76日龄，Pavlik挽具干预治疗28日后复查，测量显示$\alpha = 54°$，$\beta = 78°$

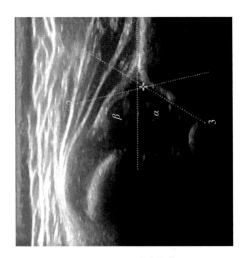

图8-27　Ⅰ型髋关节

治疗后随访：104日龄，Pavlik挽具干预治疗56日后复查，骨缘区钝，骨顶形态不足，测量显示$\alpha = 60°$，$\beta = 77°$

病例7 女婴，55日龄，第三胎，顺产（图8-28～图8-30）

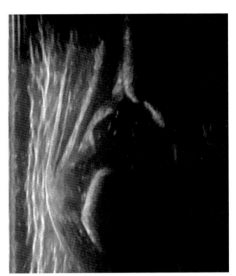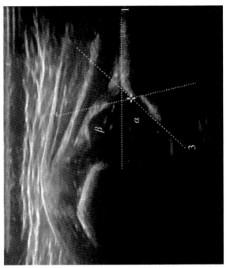

图8-28 Ⅱc型髋关节（左髋）

左侧骨缘区平坦，骨顶形态差，测量显示$\alpha=48°$，$\beta=77°$

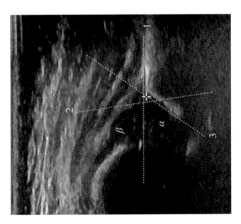

图8-29 Ⅱb型髋关节

治疗后随访：86日龄，Pavlik挽具干预治疗30日后复查，测量显示$\alpha=56°$，$\beta=82°$

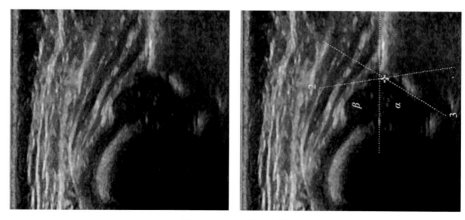

图8-30　Ⅰ型髋关节

治疗后随访：130日龄，Pavlik挽具干预治疗2.5个月后复查，骨缘区锐利，骨顶形态良好，测量显示 $\alpha = 60°$，$\beta = 81°$

病例8　男婴，3个月24天，第一胎，顺产（图8-31，图8-32）

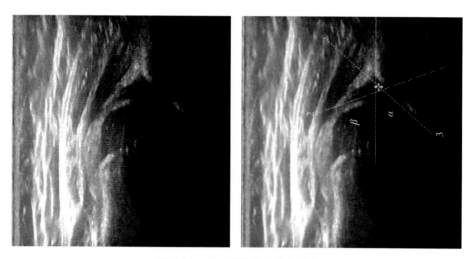

图8-31　Ⅱc型髋关节（左髋）

左侧骨缘区平坦，骨顶形态差，测量显示 $\alpha = 49°$，$\beta = 70°$

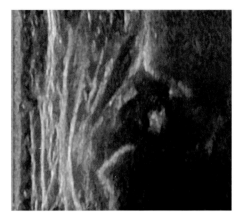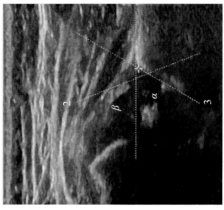

图 8-32　Ⅰ 型髋关节

治疗后随访: 4个月24天, Pavlik挽具干预治疗1个月后复查, 骨缘区钝, 骨顶形态足够, 测量显示 $\alpha = 61°$, $\beta = 69°$

病例9　男婴, 56日龄, 第一胎, 顺产 (图8-33, 图8-34)

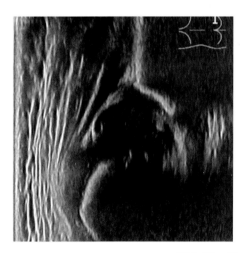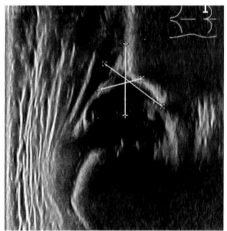

图 8-33　Ⅱ a 型髋关节

右髋, 骨缘区钝, 骨顶形态良好, 测量显示 $\alpha = 55°$, $\beta = 75°$

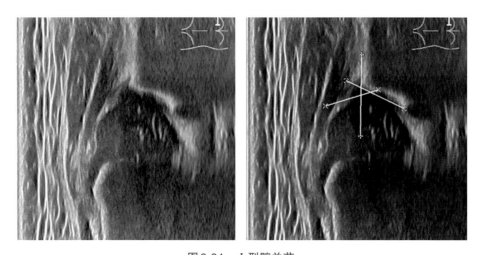

图8-34 Ⅰ型髋关节

未干预，84日龄，仅28日后复查，骨缘区锐利，骨顶形态良好，测量显示 α = 66°，β = 73°

病例10　女婴，43日龄，第一胎，头先露，剖宫产（图8-35，图8-36）

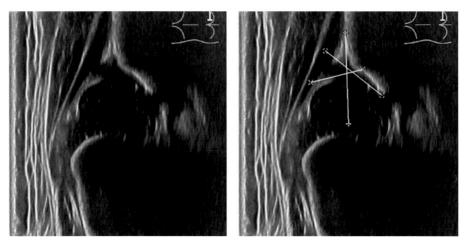

图8-35 Ⅱa 型髋关节

右髋，骨缘区钝，骨顶形态足够，测量显示 α = 51°，β = 78°

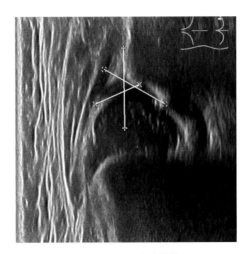

图8-36 Ⅰ型髋关节

未干预，69日龄，仅26日后复查，骨缘区钝，骨顶形态足够，测量显示$\alpha = 60°$，$\beta = 67°$

综上所述，对于DDH早期干预治疗效果好，部分Ⅱa⁻型病例在不治疗干预而是仅靠单纯随访下会转为Ⅰ型成熟髋关节，因此Ⅱa⁻型髋关节不一定均发展为脱位髋关节，发展为脱位髋关节只是概率问题，具体多少概率有待长期大样本研究。但是Graf教授建议Ⅱa⁻型病例就应开始干预治疗，不能仅依靠随访（详见第四章）。

附录一

Graf法婴儿髋关节超声检查报告模板

一、I型髋关节超声检查报告模板

超声描述

左侧：骨软骨交界显示清晰，髋臼软骨顶覆盖股骨头，股骨头形态规则，内可见/未见骨化核，关节滑膜皱襞显示清晰，髋臼盂唇边缘锐利，位于股骨头外上方，髂骨平原显示平直，骨缘区锐利/钝，骨缘可见，髂骨下肢显示清晰。

髋关节 $\alpha = \times \times°$，$\beta = \times \times°$。

右侧：骨软骨交界显示清晰，髋臼软骨顶覆盖股骨头，股骨头形态规则，内可见/未见骨化核，关节滑膜皱襞显示清晰，髋臼盂唇边缘锐利，位于股骨头外上方，髂骨平原显示平直，骨缘区锐利/钝，骨缘可见，髂骨下肢显示清晰。

髋关节 $\alpha = \times \times°$，$\beta = \times \times°$。

超声诊断

左髋：I型髋关节（Graf法）。

右髋：I型髋关节（Graf法）。

二、Ⅱ型髋关节超声检查报告模板

超声描述

左侧：骨软骨交界显示清晰，髋臼软骨顶覆盖股骨头，股骨头形态规则，内可见/未见骨化核，关节滑膜皱襞显示清晰，髋臼盂唇边缘锐利，位于股骨头外上方，髂骨平原显示平直，骨缘区圆，骨缘可见，髂骨下肢显示清晰。

髋关节 $\alpha = \times\times°$，$\beta = \times\times°$。

右侧：骨软骨交界显示清晰，髋臼软骨顶覆盖股骨头，股骨头形态规则，内可见/未见骨化核，关节滑膜皱襞显示清晰，髋臼盂唇边缘锐利，位于股骨头外上方，髂骨平原显示平直，骨缘区圆，骨缘可见，髂骨下肢显示清晰。

髋关节 $\alpha = \times\times°$，$\beta = \times\times°$。

超声诊断

左髋：Ⅱa/b/c 型髋关节（Graf法）。

右髋：Ⅱa/b/c 型髋关节（Graf法）。

三、Ⅲ型髋关节超声检查报告模板

超声描述

左侧：骨软骨交界显示清晰，髋臼软骨顶被股骨头推向头侧，股骨头形态规则，内可见/未见骨化核，关节滑膜皱襞显示清晰，髋臼盂唇边缘锐利/形态改变，位于股骨头外上方/上方，骨缘区平坦，骨缘未见。

右侧：骨软骨交界显示清晰，髋臼软骨顶被股骨头推向头侧，股骨头形态规则，内可见/未见骨化核，关节滑膜皱襞显示清晰，髋臼盂唇边缘锐利/形态改变，位于股骨头外上方/上方，骨缘区平坦，骨缘未见。

超声诊断

左髋：Ⅲ型髋关节（Graf法）。

右髋：Ⅲ型髋关节（Graf法）。

四、Ⅳ型髋关节超声检查报告模板

超声描述

左侧：骨软骨交界显示清晰，髋臼软骨顶大部分被股骨头推向足侧，股骨头形态规则/不规则，内可见/未见骨化核，关节滑膜皱襞显示不清，髋臼盂唇形态改变，位于股骨头下方/上方，骨缘区平坦，骨缘未见。

右侧：骨软骨交界显示清晰，髋臼软骨顶大部分被股骨头推向足侧，股骨头形态规则/不规则，内可见/未见骨化核，关节滑膜皱襞显示不清，髋臼盂唇形态改变，位于股骨头下方/上方，骨缘区平坦，骨缘未见。

超声诊断

左髋：Ⅳ型髋关节（Graf法）。

右髋：Ⅳ型髋关节（Graf法）。

附录二

Graf法婴儿髋关节超声检查操作演示